Best of Pflege

Mit „Best of Pflege" zeichnet Springer die besten Masterarbeiten und Dissertationen aus dem Bereich Pflege aus. Inhalte aus den etablierten Bereichen der Pflegewissenschaft, Pflegepädagogik, Pflegemanagement oder aus neuen Studienfeldern wie Health Care oder Ambient Assisted Living finden hier eine geeignete Plattform. Die mit Bestnote ausgezeichneten Arbeiten wurden durch Gutachter empfohlen und behandeln aktuelle Themen rund um den Bereich Pflege.

Die Reihe wendet sich an Praktiker und Wissenschaftler gleichermaßen und soll insbesondere auch Nachwuchswissenschaftlern Orientierung geben.

Doris Eglseer

Sarkopenie und Ernährungszustand

Eine Untersuchung der
Zusammenhänge bei
älteren Menschen

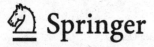

Doris Eglseer
Graz, Österreich

Best of Pflege
ISBN 978-3-658-15159-1   ISBN 978-3-658-15160-7 (eBook)
DOI 10.1007/978-3-658-15160-7

Die Deutsche Nationalbibliothek verzeichnet diese Publikation in der Deutschen National-
bibliografie; detaillierte bibliografische Daten sind im Internet über http://dnb.d-nb.de abrufbar.

Springer
© Springer Fachmedien Wiesbaden 2016

Gedruckt auf säurefreiem und chlorfrei gebleichtem Papier

Springer ist Teil von Springer Nature
Die eingetragene Gesellschaft ist Springer Fachmedien Wiesbaden GmbH

If we could give every individual the right amount of
nourishment and exercise, not too little and not too much,
we would have found the safest way to health.

Hippocrates

Geleitwort

Die Pflege als eigenständige Profession und Wissenschaft leistet neben anderen Berufsgruppen im Gesundheitsbereich einen bedeutenden und unverzichtbaren Beitrag. Dazu bedarf es Pflegende mit umfassenden theoretischen und praktischen Grundwissen, so dass sie den derzeitigen und zukünftigen Herausforderungen im Gesundheitswesen angemessen gewachsen sind. Kennzeichen solch professioneller und qualitativ hochwertiger Pflege sind der Erwerb forschungsbasierten Wissens sowie dessen Implementierung und Anwendung in der Praxis.

Gerade in einer noch immer jungen Disziplin wie der Pflegewissenschaft ist es besonders notwendig, Forschungskenntnisse für die Praxis zusammenzufassen, wie beispielsweise durch die Ausarbeitung systematische Reviews. Dadurch kann der aktuelle Wissensstand zu einem Problem/Thema in übersichtlicher Form der Praxis zur Verfügung gestellt werden. Darüber hinaus ist es von großer Bedeutung, dass auch den gesellschaftlichen Entwicklungen und Bedürfnissen von PatientInnen Rechnung getragen wird und diese Aspekte frühzeitig in Aus-, Fort- und Weiterbildung berücksichtigt und entsprechende Inhalte adäquat konzipiert und vermittelt werden.

Eine entsprechende tertiäre Ausbildung und Qualifikation im Bachelor- und vor allem im Masterstudium der Pflegewissenschaft bietet hierfür die Grundlage.

Univ.-Prof. Dr. Christa Lohrmann

Institutsprofil

Das Institut für Pflegewissenschaft ist eines von 16 Instituten an der Medizinischen Universität Graz, Österreich und wurde 2006 gegründet. Angeboten werden entsprechend der Bologna Struktur Studiengänge für Pflegewissenschaft auf Bachelor-, Master- und Doktoratsebene:

Das Bachelorstudium Pflegewissenschaft in Kooperation mit dem Land Steiermark ist ein grundständiges, berufsqualifizierendes Vollzeitstudium (8 Semester) im Umfang von 140 ECTS mit dem Abschluss des Bachelor of Nursing Science.

Das modular strukturierte Masterstudium Pflegewissenschaft umfasst 120 ECTS und ermöglicht den Studierenden eine intensive Auseinandersetzung mit der (Pflege-)Wissenschaft. Es werden wissenschaftliche Kenntnisse und Methoden sowie die Möglichkeiten/Vorgehensweisen für die Umsetzung neuer wissenschaftlicher Erkenntnisse in die Praxis vermittelt. Daher liegen die Schwerpunkte über alle 4 Semester hinweg auf Forschungsmethoden/-techniken, Evidenz basierte Praxis sowie der Verbreitung und Umsetzung von Forschungsergebnissen. Das Studium führt zum Abschluss des Master of Nursing Science.

Das internationale Doktoratsprogramm „Nursing Science" wird gemeinsam mit der Universität Maastricht (NL) und in Kooperation mit der Berner Fachhochschule (CH) angeboten und dauert regulär 8 Semester. Die DoktorandInnen führen mehrere eigenständige Forschungsprojekte (i.d.R. klinische Pflegeforschung) durch. Die englischsprachige Dissertation muss 4 Artikel in internationalen peer reviewed Journalen mit dem/der Studierenden als ErstautorIn enthalten, in denen die Forschungsergebnisse veröffentlicht wurden. Die AbsolventInnen des Programms an der Medizinischen Universität Graz erhalten nach positiver Ablegung des Abschlussrigorosums den Titel Doktor/in der Pflegewissenschaft (Dr. rer. cur.) verliehen.

Das Forschungsprofil des Instituts für Pflegewissenschaft in Graz umfasst relevante Themen wie beispielsweise Pflegequalität, Mangelernährung, Inkontinenz, Umsetzung von Forschungsergebnissen, Pflegeabhängigkeit, Sturz, PatientInnenedukation uvm. Ergebnisse dazu werden umfangreich erfolgreich national und international publiziert und präsentiert.

Das Institut ist in Forschung und Lehre vielfältig national und international eng vernetzt. Es ist wissenschaftlicher Kooperationspartner für den gesamten Gesundheits- und Krankenpflege-Bereich in Österreich.

In allen Bereichen arbeitet das Institut nach dem Grundsatz:

„learning, teaching, research – joint effort for best care".

Institut für Pflegewissenschaft

Medizinische Universität Graz

Österreich

http://pflegewissenschaft.medunigraz.at

Inhaltsverzeichnis

Abkürzungsverzeichnis

ADL	Aktivitäten des täglichen Lebens
AKE	Arbeitsgemeinschaft für Klinische Ernährung
BIA	Bioelektrische Impedanzanalyse
BMG	Bundesministerium für Gesundheit
BMI	Body Mass Index
CNAQ	Council on Nutrition Appetite Questionnaire
CT	Computertomographie
DHQ	Diet History Questionnaire
DEXA	Dual-Röntgen-Absorptiometrie
ESPEN	European Society for Clinical Nutrition and Metabolism
EWGSOP	European Working Group on Sarcopenia in Older People
IAGG-ER	International Association of Gerontology and Geriatrics - European Region
IANA	International Association of Nutrition and Aging
IWG	International Working Group on Sarcopenia
MeSH	Medical Subject Headings
MNA	Mini Nutritional Assessment
MNA-LF	Mini Nutritional Assessment – Long Form
MNA-SF	Mini Nutritional Assessment – Short Form
MRI	Magnetresonanztomographie
MUST	Malnutrition Universal Screening Tool
NRS	Nutritional Risk Screening
ÖGGG	Österreichische Gesellschaft für Geriatrie und Gerontologie
SCREEN II	Seniors in the Community: Risk Evaluation for Eating and Nutrition
SCWD	Society of Sarcopenia, Cachexia, and Wasting Disorders
SGA	Subjective Global Assessment
SPPB	Short Physical Performance Battery
STROBE	Strengthening the Reporting of Observational Studies in Epidemiology

Abbildungsverzeichnis

Tabellenverzeichnis

Zusammenfassung

Einleitung: Sarkopenie stellt mit Prävalenzzahlen von bis zu 85% eines der bedeutendsten geriatrischen Syndrome und eine der häufigsten Ursachen für verminderte Mobilität, erhöhte Pflegebedürftigkeit und reduzierte Lebensqualität bei älteren Menschen dar. Die Beziehung zwischen dem Ernährungszustand und Sarkopenie ist bis dato noch nicht hinreichend erforscht und zusammengefasst. Die Klärung dieser Zusammenhänge stellt jedoch eine wichtige Grundlage dar, um mögliche Interventionen zu identifizieren, welche sich positiv auf den Krankheitsverlauf der betroffenen PatientInnen auswirken. Ziel dieser Arbeit ist es, den Zusammenhang zwischen Sarkopenie und dem Ernährungszustand älterer Menschen (60+) näher zu beleuchten.

Methode: Die Forschungsfrage wurde mit Hilfe eines systematischen Literaturreviews beantwortet. Dazu führten zwei Personen (DE und SE) unabhängig voneinander eine umfassende Literaturrecherche in wissenschaftlichen Datenbanken, Suchmaschinen und mittels Handsuche in Referenzlisten durch. Nach systematischer Auswahl inhaltlich relevanter Studien sowie methodologischer Bewertung der Studienqualität mit Hilfe der STROBE-Checkliste konnten 33 Publikationen in die Ergebnisdarstellung miteinbezogen werden.

Ergebnisse: 28 der in den vorliegenden Literaturreview eingeschlossenen Studien wurden bei zu Hause lebenden älteren Menschen durchgeführt. Es konnten verhältnismäßig wenige Studien aus dem Krankenhaus-Setting oder aus der Langzeitpflege identifiziert werden. Nach Auswertung der aktuellen Literatur kann festgehalten werden, dass Sarkopenie und ein schlechter Ernährungszustand im Sinne von niedrigem BMI, schlechten Ergebnissen bei Mangelernährungs-Screenings, erniedrigten ernährungsspezifischen Laborwerten (v.a. Vitamin D) sowie Altersanorexie bei einem Großteil der Betroffenen gleichzeitig vorliegen. Widersprüchliche Ergebnisse zeigten jene Studien, die den Zusammenhang zwischen Sarkopenie und der Energiezufuhr bzw. der Aufnahme bestimmter Nährstoffe (wie z.B. Protein) untersuchten.

Diskussion: Auch wenn die Ergebnisse nicht ohne Widersprüche sind, kann festgehalten werden, dass ein Zusammenhang zwischen Sarkopenie und dem Ernährungszustand älterer Menschen besteht. Das gleichzeitige Bestehen von Mangelernährung und Sarkopenie scheint dabei von größerer Bedeutung zu sein als die Problematik der sarkopenen Adipositas. Um die Vergleichbarkeit der Studien zu erhöhen, sollen in zukünftigen Arbeiten einheitliche Definitionen (z.B. jene von der EWGSOP) sowie einheitliche und psychometrisch getestete Instrumente zur Erkennung der Sarkopenie verwendet werden. Nur so können allgemeingültige Aussagen getroffen und evidenzbasierte Pflegeinterventionen abgeleitet werden.

Abstract

Introduction: Sarcopenia is an important geriatric syndrome with prevalence rates up to 85% in the older population. Furthermore it is one of the most common causes of reduced mobility, increased care dependency and reduced quality of life in the elderly. Until now the relationship between nutritional status and sarcopenia has not been investigated and summarized sufficiently. However, these relationships build an important basis to identify possible intervention strategies. The aim of this systematic review is therefore to examine the relationship between sarcopenia and the nutritional status of older people (60+) in more detail.

Methods: The research question was answered with a systematic literature review. An extensive literature search in scientific databases, search engines and by hand searching reference lists was conducted by two people (DE and SE) independently. After a systematic selection of relevant papers a methodological assessment of study quality using the STROBE checklist was carried out. A total of 33 scientific publications were included in this thesis.

Results: 28 of the included studies were conducted in community-dwelling elderly. Only two papers in hospital setting and two in long-term care were found. In addition, an increase in publications about sarcopenia and nutritional status could be observed since 2012. Current literature suggests that sarcopenia correlates with poor nutritional status in terms of low BMI, poor results at nutritional risk screenings, decreased nutritional laboratory parameters (especially vitamin D) and anorexia of aging. The relationship between sarcopenia and energy intake as well as intake of certain nutrients (e.g. protein) could not be proven within the included literature.

Discussion: Even with contradictions within the existing literature it can be stated that there is an association between sarcopenia and nutritional status of older people. Coexistence of malnutrition and sarcopenia seems to be of higher relevance than sarcopenic obesity. Consistent definitions and instruments for detection of sarcopenia in future scientific work would increase comparability. This is the only way to derive evidence-based statements and develop evidence based nursing interventions.

1 Einleitung

1.1 Demografische Entwicklung

Seit Jahren steigt der Anteil älterer Menschen an der Gesamtbevölkerung kontinuierlich an. Laut aktuellen Prognosen bleibt diese Entwicklung auch in den kommenden Jahren und Jahrzehnten bestehen. Im Jänner 2013 waren 1.527.257 (18,1%) der in Österreich lebenden Menschen 65 Jahre oder älter, davon mehr als die Hälfte (57,8%) Frauen (Statistik Austria 2013). Statistischen Hochrechnungen zufolge wird im Jahr 2030 bereits 23,6% der Gesamtbevölkerung 65 Jahre oder älter sein. Vor allem der Anteil der Hochaltrigen ($\geq$ 85 Jahre) wird zukünftig weiter stark wachsen und bis zum Jahr 2030 von 2,4 % auf 3,6% ansteigen (BMG 2012).

Parallel zur demografischen Alterung kommt es zu einer Expansion chronischer Erkrankungen, wie z.B. Hypertonie und kardiovaskulärer Erkrankungen, Diabetes, Arthrose oder Osteoporose. Rund die Hälfte der 65-Jährigen leidet zudem an chronischen Schmerzen (BMG 2012). Vielfach stellt in diesem Zusammenhang Multimorbidität, das Vorliegen mehrerer Erkrankungen, ein relevantes Problem dar. Ergebnisse der Berliner Altersstudie zeigen, dass etwa 30% der über 70-Jährigen an mindestens fünf behandlungsbedürftigen Erkrankungen leiden, bei den über 85-Jährigen erhöht sich dieser Anteil auf etwa 50% (Robert Koch-Institut 2009). Für Österreich liegen diesbezüglich keine aussagekräftigen Daten vor (BMG 2012).

Das zunehmende Alter und vorliegende Multimorbidität führen bei den Betroffenen oftmals zu Funktionseinschränkungen, insbesondere Beeinträchtigungen in Bezug auf die Mobilität nehmen massiv zu. 26% der Frauen und 15% der Männer, die 65 Jahre oder älter sind, benötigen bereits Gehhilfen (Statistik Austria 2007). In Abbildung 1 sind die fünf häufigsten Funktionseinschränkungen, welche Abläufe im Alltag negativ beeinflussen können, dargestellt.

Des Weiteren führt das Bestehen chronischer Erkrankungen sowie Multimorbidität zu einer Gefährdung der Selbstständigkeit. Ab 75 Jahren steigen Probleme bei der Durchführung alltäglicher Lebensaktivitäten wie z.B. Einkaufen, Nahrungsaufnahme oder Körperpflege enorm an, was eine Expansion der benötigten Pflegeleistungen zur Folge hat (BMG 2012).

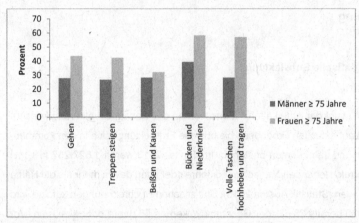

Abbildung 1. Probleme älterer Menschen ≥ 75 Jahre bei funktionalen Tätigkeiten in Prozent (in Anlehnung an Statistik Austria 2007, p. 24)

Zusätzlich zu den persönlichen Einschränkungen, die das fortschreitende Alter und damit einhergehende Probleme mit sich bringen, sind die nationalen Gesundheitssysteme mit finanziellen Herausforderungen konfrontiert. Während im Jahr 2010 nur 25% der über 64-Jährigen in Österreich Pflegegeld beziehen sind es bei den Hochaltrigen (> 85 Jahre) bereits rund 67%. Zusätzlich erhöht sich in der Gruppe der Hochaltrigen der Anteil jener, die in institutionellen Einrichtungen wie z.B. in Alten- und Pflegeheimen, untergebracht sind. Diese Tatsache führt wiederum zu einer Erhöhung der Sozialausgaben für den Staat (BMG 2012).

Doch nicht nur hohes Alter per se, das Vorliegen chronischer Erkrankungen sowie Multimorbidität stellen Ursachen für die funktionalen Probleme älterer Menschen dar. Sarkopenie, der altersbedingte Verlust von Muskelmasse, ist eines der bedeutendsten geriatrischen Syndrome und steht in engem Zusammenhang mit funktionalen Problemen älterer Menschen (International Working Group on Sarcopenia 2011).

1.2 Sarkopenie im Alter

Sarkopenie ist eine der häufigsten Ursachen für verminderte Mobilität bei älteren Menschen. Die Verringerung von Muskelmasse und Muskelkraft hat weitreichende Auswirkungen auf das tägliche Leben älterer Menschen (International Working Group on Sarcopenia 2011). Eine bestehende Sarkopenie resultiert in der reduzierten Fähigkeit, Aktivitäten des täglichen Lebens selbstständig durchzuführen und hat damit einen Verlust von Unabhängigkeit zur Folge. Im nachfolgenden Kapitel wird auf die Definition, Diagnostik, Prävalenz, Ursachen und Folgen einer Sarkopenie näher eingegangen.

1.2.1 Definition

Der Begriff Sarkopenie leitet sich aus den griechischen Wörtern „sarx" für Fleisch und „penia" für Verlust ab. 1989 wurde der Begriff Sarkopenie zum ersten Mal für den altersbedingten Verlust von Muskelmasse vorgeschlagen (Rosenberg 1989). In den darauffolgenden Jahren entwickelten sich international zahlreiche Definitionen, bis heute existiert in der Literatur jedoch keine allgemeingültige Definition (Cruz-Jentoft et al. 2010).

Baumgartner et al. publizierten im Jahr 1998 erstmals eine Definition von Sarkopenie, welche die Messung der Skelettmuskelmasse mittels Dual-Röntgen-Absorptiometrie (DEXA) als Diagnosekriterium heranzieht (Baumgartner et al. 1998). Eine weitere kurz darauf veröffentlichte Definition von Janssen et al. (2002) basiert ebenfalls rein auf der Erhebung der Skelettmuskelmasse, jedoch mit Hilfe der Bioelektrischen Impedanzanalyse (BIA). Die Berechnung der Skelettmuskelmasse erfolgt differenziert, jedoch meist unter Einbeziehung der Körpergröße, des Körpergewichts oder der Fettmasse und in einer Gegenüberstellung zu einer gesunden bzw. jüngeren Vergleichspopulation (Dam et al. 2014).

In den letzten Jahren herrscht unter Experten weitgehend Konsens darüber, dass Sarkopenie nicht ausschließlich auf eine geringe Skelettmuskelmasse reduziert werden kann. Seit dem Jahr 2010 wurden daher weltweit von verschiedenen Arbeits- und Forschungsgruppen operationale Diagnosekriterien veröffentlicht und damit eine umfassendere Definition von Sarkopenie angestrebt. Publikationen liegen unter anderem von der „International Working Group on Sarcopenia" (IWG), der „European Working Group on Sarcopenia in Older People" (EWGSOP), der „European Society for Clinical Nutrition and Metabolism" (ESPEN) und der "Society of Sarcopenia, Cachexia, and Wasting Disorders" (SCWD) vor. All diesen Definitionen liegt neben der Erhebung der Muskelmasse die zusätzliche Einbeziehung von Muskelkraft und/oder körperlichen Funktionalität zugrunde (Dam et al. 2014).

In aktuell veröffentlichten Studien, welche das Thema Sarkopenie behandeln, wird häufig die Definition der EWGSOP verwendet (siehe Kapitel 3.2.5). In der Entwicklungsphase dieser Definition wurden Anregungen von weiteren Organisationen mit Bezug zu geriatrischen und ernährungsmedizinischen Themen (EUGMS, ESPEN, IAGG-ER, IANA) eingeholt und eingearbeitet. Darüber hinaus berücksichtigt diese Definition nicht nur die Skelettmuskelmasse sondern auch die Muskelkraft sowie Auswirkungen auf den täglichen Alltag der Betroffenen. Mittlerweise scheint die Definition der EWGSOP in der aktuellen Literatur verbreitet Einzug gefunden zu haben. Aus diesen Gründen liegt die Definition der EWGSOP auch dieser Masterarbeit zu Grunde. Die EWGSOP definierte im Jahr 2010 Sarkopenie als ein

Syndrom, das von progressivem und generalisiertem Verlust von Skelettmuskelmasse und Muskelkraft gekennzeichnet ist und mit einem erhöhten Risiko für negative Folgen wie physischen Einschränkungen, schlechter Lebensqualität und Tod einhergeht (Cruz-Jentoft et al. 2010, p. 413).

1.2.2 Diagnostik der Sarkopenie

Es existieren derzeit zahlreiche verschiedene Methoden zur Erkennung einer Sarkopenie. Grundsätzlich kann Sarkopenie durch die Erhebung von Muskelmasse, Muskelkraft und körperlicher Performance/Funktionalität diagnostiziert werden (Cruz-Jentoft et al. 2010). In diesem Kapitel sollen die wichtigsten Instrumente zur Feststellung einer Sarkopenie beschrieben werden.

Messung der Muskelmasse

Den Goldstandard zur Messung der Muskelmasse stellen bildgebende Verfahren wie die Computertomographie (CT) oder die Magnetresonanztomographie (MRI)

dar. Diese Methoden sind in der Lage, sehr präzise die Fettmasse vom restlichen Körpergewebe zu trennen. Nachteilig sind jedoch die hohen Kosten sowie der limitierte Zugang zu diesen Untersuchungsmethoden in manchen Spitälern bzw. im ambulanten Bereich. Die Dual-Röntgen-Absorptiometrie (DEXA) ist daher eine gute röntgendiagnostische Alternative zur Bestimmung der Skelettmuskelmasse. Doch auch diese Untersuchungsmethode ist nicht flexibel und praktikabel genug, um sie in großen epidemiologischen Studien oder im klinischen Alltag anzuwenden (Cruz-Jentoft et al. 2010).

Eine tragbare Alternative zu bildgebenden Verfahren stellt die Bioelektrische Impedanzanalyse (BIA) dar. Mit Hilfe von Wechselstrom wird der Widerstand der verschiedenen Körpergewebe gemessen und daraus Fettmasse und fettfreie Körpermasse geschätzt. Die diagnostische Validität der BIA ist relativ hoch und in mehreren Arbeiten konnte eine gute Korrelation mit MRI-Messungen gezeigt werden. Daten zur Reliabilität liegen derzeit noch nicht vor (Mijnarends et al. 2013). Aufgrund der zahlreichen Vorteile, wie z.B. die niedrigen Kosten, einfache Handhabung und praktische Anwendung im ambulanten Bereich oder bei bettlägerigen Personen, empfiehlt die EWGSOP die BIA als tragbare Alternative zur DEXA (Cruz-Jentoft et al. 2010).

Eine weitere Möglichkeit zur Schätzung der Muskelmasse ist die Anwendung anthropometrischer Methoden wie zum Beispiel die Messung verschiedener Körperumfänge (Oberarmumfang, Oberschenkelumfang, Wadenumfang) oder die Messung der Hautfaltendicke mittels Calipper. Anthropometrische Daten zeigen jedoch in aktuellen Studien relativ geringe Korrelationen mit Ergebnissen der DEXA (Mijnarends et al. 2013). Eine weitere Limitation in diesem Zusammenhang stellen die fehlenden Daten für ältere und gleichzeitig übergewichtige Personen dar. Es gibt kaum Validierungsstudien, welche anthropometrische Messungen bei dieser speziellen, jedoch häufigen Patientenklientel geprüft haben. Aufgrund dieser Gegebenheiten sowie der Anfälligkeit für Fehler werden anthropometrische Methoden zur Erfassung der Muskelmasse auch von der EWGSOP nicht empfohlen (Cruz-Jentoft et al. 2010).

Messung der Muskelkraft

Obwohl die unteren Extremitäten im Zusammenhang mit Sarkopenie eine größere Rolle spielen als die oberen Extremitäten, stellt die Messung der Handkraft mittels Dynamometer eine häufige und wissenschaftlich gut geprüfte Methode zur Evaluierung der Muskelkraft dar. Die isometrische Handkraft korreliert laut aktuellen Studien eng mit der Muskelkraft der unteren Extremitäten sowie mit der Muskelmasse der Wade. Validität und Reliabilität der Handkraft wurden in zahlreichen Publikationen hinreichend überprüft und zeigen gute Ergebnisse (Mijnarends et al. 2013). Zusätzlich ist die Handkraft ein Marker für verminderte Mobilität sowie verminderte Fähigkeit zur Durchführung der Aktivitäten des täglichen Lebens (ADL). Aus diesen Gründen empfiehlt die EWGSOP zur Feststellung der Muskelkraft die Messung der Handkraft mittels isokinetischen Dynamometer (Cruz-Jentoft et al. 2010).

Weitere Methoden wie zum Beispiel Beinpresse oder Federmanometer zeigen ebenfalls in diversen Studien gute Reliabilität. Daten zur Validität fehlen jedoch weitgehend (Mijnarends et al. 2013). Aufgrund der relativ aufwändigen Durchführung und der Notwendigkeit spezieller Ausrüstung und Schulung können diese Methoden für die Diagnostik der Sarkopenie in der klinischen Routine nicht empfohlen werden (Cruz-Jentoft et al. 2010).

Messung der körperlichen Performance/Funktionalität

Zur Evaluierung der körperlichen Performance existieren eine Vielzahl von Testbatterien und Instrumenten. Der am besten wissenschaftlich überprüfte Test ist die „Short Physical Performance Battery" (SPPB). Diese überprüft die Balance mittels Semitandemstand, Tandemstand und Rombergstand, sowie die Ganggeschwindigkeit, Kraft und Ausdauer der PatientInnen und wird von internationalen und europäischen Fachgesellschaften empfohlen (Cruz-Jentoft et al. 2010). Die Ganggeschwindigkeit, welche ein Teil der SPPB ist, nimmt auch als isolierter Parameter einen hohen Stellenwert in der Beurteilung der körperlichen Performance ein. Sie ist eine der am häufigsten verwendeten Methoden in Wissenschaft und Praxis und erreicht in zahlreichen Studien hohe Werte in Bezug auf Reliabilität und Validität (Mijnarends et al. 2013).

Algorithmus der EWGSOP zur Erkennung der Sarkopenie

Die EWGSOP hat zusätzlich zur Definition von Sarkopenie exakte Diagnosekriterien sowie einen Algorithmus zur Erkennung von sarkopenen PatientInnen in der
klinischen Praxis veröffentlicht (siehe Abbildung 2). Dieser beinhaltet die Erhebung
der Funktionalität mittels Ganggeschwindigkeit, die Evaluierung der Muskelkraft unter Verwendung der Handkraft sowie die Messung der Skelettmuskelmasse mittels
DEXA oder BIA (Cruz-Jentoft et al. 2010).

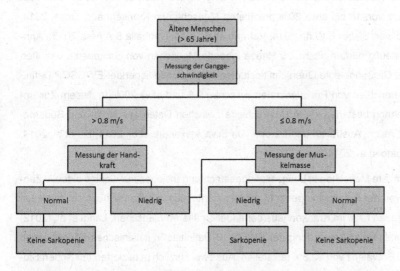

**Abbildung 2. Algorithmus der EWGSOP zur Erkennung der Sarkopenie in der klinischen
Praxis** (in Anlehnung an Cruz-Jentoft et al. 2010, p. 420)

1.2.3 Prävalenz

Je nach zugrunde liegender Definition von Sarkopenie variieren die Prävalenzzahlen. Baumgartner et al. veröffentlichten 1998 erste Prävalenzzahlen für zu Hause lebende SeniorInnen, welche ausschließlich die Muskelmasse als determinierenden Faktor berücksichtigen. Diese bis dato häufig zitierten Prävalenzzahlen reichen von 13 bis 24% bei unter 70-Jährigen und betragen über 50% bei Personen, welche 80 Jahre oder älter sind (Baumgartner et al. 1998).

Aktuelle Studien zeigen unter Heranziehung der Definition der EWGSOP eine Prävalenz von 10 bis etwa 30% bei älteren Menschen im Krankenhaus (Rossi 2014, Smoliner, Sieber & Wirth 2014, Vetrano et al. 2014, Gariballa & Alessa 2013). Ähnlich häufig dürften ältere, zu Hause lebende Menschen von Sarkopenie betroffen sein. Großangelegte Querschnittsstudien mit zugrunde liegender EWGSOP Definition berichten von Prävalenzraten zwischen 9,6 und etwa 20%. In diesem Zusammenhang bestehen kaum Unterschiede zwischen Daten aus Nord- und Südamerika, Asien, Australien und Europa (Da Silva Alexandre et al. 2014, Liu et al. 2014, Volpato et al. 2014).

Für ältere Menschen in Langzeitpflegeeinrichtungen liegen nur wenige aktuelle Zahlen vor, der Anteil sarkopener Menschen dürfte jedoch höher sein als bei zu Hause lebenden bzw. im Krankenhaus behandelten älteren Menschen. Landi et al. (2012) konnten unter Anwendung der EWGSOP Definition in italienischen Pflegeheimen eine Prävalenz von 32,8% feststellen. Aus zwei kürzlich publizierten türkischen Studien geht hervor, dass die Prävalenz für ältere Menschen in Pflegeheimen bis zu 85% beträgt, jedoch wurde in diesem Fall Sarkopenie ausschließlich durch verminderte Muskelkraft (Handkraft) bzw. verminderte Skelettmuskelmasse (BIA) definiert (Halil et al. 2014, Bahat et al. 2010). Die AutorInnen einer israelischen Studie, welche Sarkopenie ebenfalls durch verringerte Muskelmasse definierten, berichten sogar eine Prävalenz von 97% (Kimyagarov et al. 2010).

1.2.4 Ursachen und Folgen

Longitudinalstudien zeigen ab einem Alter von etwa 30 Jahren eine Veränderung der Körperzusammensetzung zulasten der fettfreien Masse und zugunsten der Fettmasse. Nach dem fünfzigsten Lebensjahr beträgt dieser altersbedingte Verlust der Muskelmasse ca. 1-2% pro Jahr. Doch nicht nur der Verlust von Muskelmasse ist mit fortschreitendem Alter zu beobachten, auch die Effektivität der vorhandenen Muskulatur (Muskelkraft und Muskelqualität) verringert sich. Dieser Vorgang scheint proportional noch größere Ausmaße anzunehmen als der reine Verlust der Muskelmasse (Goodpaster et al. 2006, Hughes et al. 2001, Frontera 2000).

Die Ursachen dafür sind komplex, multifaktoriell und bis dato nicht hinreichend geklärt. Zahlreiche Parameter werden mit der Entstehung von Sarkopenie in Zusammenhang gebracht. Der Verlust von Motoneuronen, die Erhöhung inflammatorischer Zytokine und hormonelle Veränderungen scheinen am Entstehungsprozess beteiligt zu sein. Doch auch potentiell beeinflussbaren Faktoren, allen voran unausgewogener und inadäquater Ernährung, wird in der Entstehung von Sarkopenie ein besonders großer Stellenwert beigemessen (Malafarina et al. 2013, Morley 2012, Burton & Sumukadas 2010).

Geringe körperliche Aktivität trägt ebenfalls maßgeblich zur Entstehung einer Sarkopenie im Alter bei. Studien zeigen, dass Hospitalisierung und damit eine Verminderung der körperlichen Aktivität bei älteren Menschen unweigerlich zu einem Verlust von Muskelmasse, Muskelkraft und Funktionalität führt (Alley et al. 2010).

In Abbildung 3 sind die Mechanismen, die in der Entstehung von Sarkopenie von Relevanz sind, übersichtlich dargestellt.

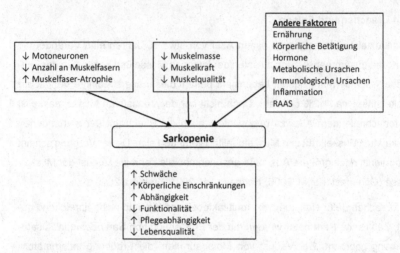

Abbildung 3. Mechanismen in der Entstehung von Sarkopenie, (in Anlehnung an Burton & Sumukadas 2010, p. 218); RAAS: Renin-Angiotensin-Aldosteron-System

Die persönlichen Folgen für die Betroffenen sind weitreichend. Neben direkten Auswirkungen wie Schwäche, körperlichen Einschränkungen und verminderter Funktionalität kommt es in weiterer Folge zu einer erhöhten Pflegeabhängigkeit. Dies führt wiederum zu erhöhter Pflegebedürftigkeit und reduzierter Lebensqualität (Drey 2011, Cruz-Jentoft et al. 2010, Hairi et al. 2010, Janssen et al. 2002).

Zusätzlich konnte in prospektiven Studien gezeigt werden, dass eine vorliegende Sarkopenie signifikant mit der Häufigkeit von Stürzen assoziiert ist (Scott et al. 2014, Tanimoto et al. 2014, Lloyd et al. 2009). Landi et al. (2012) berichteten von einer Erhöhung der Sturzwahrscheinlichkeit um das Dreifache für sarkopene, ältere Menschen im Gegensatz zu gleichaltrigen nicht sarkopenen Personen. Auch Verletzungen, die durch Stürze hervorgerufen werden, sind bei Menschen mit Sarkopenie häufiger zu beobachten (Woo & Kim 2014).

Darüber hinaus wird eine bestehende Sarkopenie mit erhöhter Mortalität in Verbindung gebracht. Aktuelle Studien belegen signifikante Zusammenhänge sowohl bei zu Hause lebenden, älteren Menschen als auch bei Personen in Langzeitpflegeeinrichtungen (Arango-Lopera et al. 2013, Landi et al. 2012, Bunout et al. 2011). Auch im Akutbereich korreliert Sarkopenie mit erhöhter Mortalität. Zusätzlich steigen die postoperativen Komplikationsraten. Sarkopene PatientInnen können außerdem häufiger nicht nach Hause entlassen werden, sondern benötigen nach der Entlassung aus dem Krankenhaus weiterführende Pflege und Unterstützung (Du et al. 2014, Vetrano et al. 2014).

Das Sozial- bzw. Gesundheitssystem wird ebenfalls mit Belastungen konfrontiert. Janssen et al. (2004) schätzen die direkt durch Sarkopenie versursachten Gesundheitsausgaben in den Vereinigten Staaten für das Jahr 2000 auf $ 18,5 Milliarden Dollar. Das entspricht etwa 1,5% der Gesamtausgaben für Gesundheit. Durchschnittlich kostet jeder sarkopene Mann dem amerikanischen Gesundheitssystem $ 860 bzw. jede sarkopene Frau $ 933 jährlich. Mit einer Reduktion der Sarkopenie-Prävalenz um nur 10% könnten etwa $ 1,1 Milliarden Dollar eingespart werden (Janssen et al. 2004).

1.3 Der Ernährungszustand älterer Menschen

1.3.1 Definition und Bestimmung des Ernährungszustandes

Die Pflegeausgabe des medizinischen Wörterbuches Pschyrembel definiert den Ernährungsstatus als

> *„Beziehung zwischen Gewicht und Körpermasse, Körperlänge, Körperbau und Alter und der Menge der aufgenommenen Nahrung bzw. Nährstoffe"*
> *(Wied, S & Ahrens, R 2012).*

Diese umfassende Definition wird der vorliegenden Arbeit zu Grunde gelegt, weil sie sowohl Untergewicht, Übergewicht bzw. Adipositas als auch eine Fehlversorgung mit bestimmten Nährstoffen inkludiert.

Um den Ernährungszustand einer Person vollständig zu erfassen, reicht ein einzelner Parameter nicht aus. Vielmehr helfen verschiedenste Faktoren, den Ernährungszustand einzuschätzen (Schutz & Stanga 2010).

Ein sehr häufig verwendeter Indikator zur Einschätzung des Ernährungszustandes ist der Body Mass Index (BMI). Dieser berechnet sich folgendermaßen:

$$\frac{K\ddot{o}rpergewicht\ in\ kg}{K\ddot{o}rpergr\ddot{o}\beta e\ in\ m^2}$$

Die World Health Organisation (WHO) legt für Erwachsene über alle Altersgruppen hinweg folgende Klassifikation fest:

≥ 30 kg/m2	Adipositas
25-29,99 kg/ m2	Präadipositas
18,5-24,99 kg/ m2	Normalgewicht
17-18,49 kg/ m2	leichtes Untergewicht
16-16,99 kg/ m2	mäßiges Untergewicht
≤ 16 kg/ m2	starkes Untergewicht

Der BMI hat sich als wichtiger Indikator zur Bestimmung des Ernährungsstatus etabliert, wenngleich die Interpretation vor allem bei älteren Menschen vorsichtig erfolgen muss (Schutz & Stanga 2010). Der BMI kann die Körperzusammensetzung und somit das Verhältnis von fettfreier Masse und Körperfettmasse nicht berücksichtigen. Besonders bei älteren Menschen müssen in diesem Zusammenhang einige körperliche Veränderungen berücksichtigt werden. Die Hydration und die Dichte der fettfreien Körpermasse nehmen mit dem Alter ab. Zusätzlich gibt es eine Zunahme des prozentuellen Anteils an Fettmasse um ungefähr 1% pro Lebensdekade. Bei einem Vergleich jüngerer und älterer Personen mit ähnlichem BMI haben ältere Menschen daher einen höheren Anteil an Körperfett sowie gleichzeitig eine niedrigere Muskelmasse (Kyle et al. 2003, Gallagher et al. 1996).

Diesem Umstand sind Fachgesellschaften nachgekommen und schlagen für ältere Personen veränderte BMI-Klassen vor. Im Konsensusstatement Geriatrie der Arbeitsgemeinschaft für Klinische Ernährung (AKE), dem Verband der Diaetologen Österreichs und der Österreichischen Gesellschaft für.Geriatrie und Gerontologie (ÖGGG) (2010) wird die Bewertung nach geriatrischen Kriterien wie folgt empfohlen:

≥ 30 kg/m^2	Adipositas
27-29,99 kg/m^2	Präadipositas
22-26,99 kg/m^2	Normalgewicht
20-21,99 kg/m^2	Risiko für Mangelernährung
18,5-19,99 kg/m^2	Leichte Mangelernährung
≤ 18,5 kg/m^2	Schwere Mangelernährung

Weitere wichtige anthropometrische Parameter zur Abschätzung des Ernährungszustandes sind die Messung der Trizepshautfaltendicke, des mittleren Armmus-
kelumfanges oder des Wadenumfanges (Schutz & Stanga 2010).

Zwar weisen anthropometrische Verfahren die beste Evidenz zur Ermittlung des Ernährungszustandes auf, dennoch können auch laborchemische Messungen unter-
stützend dazu beitragen, den Ernährungszustand einer Person zu bestimmen. Allen
voran sind hier Präalbumin bzw. Albumin zu nennen. Weitere Parameter, die in einem Zusammenhang mit dem Ernährungszustand stehen sind unter anderem
Transferrin, Lymphozyten oder der Insulin-like Growth Factor (Schutz & Stanga
2010).

Als besonders effektiv in der Ermittlung des Ernährungszustandes haben sich
Screening-Tools erwiesen. Ein Screening-Tool stellt ein schnelles und einfaches
Instrument zur Identifizierung mangelernährter Personen dar und soll in der klinischen Praxis obligatorisch bei allen PatientInnen einer Einrichtung durchgeführt
werden. Screening-Tools kombinieren verschiedene Parameter wie zum Beispiel
BMI, Laborparameter oder den Gewichtsverlauf der letzten Monate. Zusätzlich berücksichtigen sie häufig die Nahrungsaufnahme und etwaige vorliegende Erkrankungen, welche Einfluss auf die Nahrungsaufnahme haben könnten. Beispiele für
validierte Screening-Instrumente, die auch von der ESPEN empfohlen werden, sind
für den klinischen Bereich das Nutritional Risk Screening (NRS) oder das Subjective
Global Assessment (SGA). Für zu Hause lebende ältere Menschen eignet sich vor
allem das Malnutrition Universal Screening Tool (MUST) und speziell für ältere Menschen empfiehlt die ESPEN das Mini Nutritional Assessment (MNA) (Kondrup et al.
2003).

1.3.2 Die Rolle des Körpergewichtes im Alter

Wie bereits erwähnt, stellen das Körpergewicht sowie der BMI wichtige Indikatoren
zur Erfassung des Ernährungszustandes dar. Aus epidemiologischen Kohortenstudien geht hervor, dass in der westlichen Welt bis zum 65. Lebensjahr das durch-
schnittliche Körpergewicht kontinuierlich ansteigt. Danach kommt es häufig zu weiteren Veränderungen der Körpermasse. Zum einen nehmen viele ältere Menschen
weiter an Gewicht zu, zum anderen sind zahlreiche Personen von unbeabsichtigtem

Gewichtsverlust betroffen (De Groot et al. 2002). Eine amerikanische großangelegte Kohortenstudie, in welcher ältere Personen über vier Jahre begleitet wurden,
unterstreicht diese Aussage. 32% der TeilnehmerInnen nahmen im Beobachtungs-
zeitraum Gewicht ab, bei etwas mehr als 22% konnte eine Gewichtszunahme von
mehr als 3% des Ausgangsgewicht beobachtet werden (Newman et al. 2005).

Aktuelle Zahlen aus dem „Österreichischen Ernährungsbericht" spiegeln den Ernährungszustand der älteren, zu Hause lebenden Bevölkerung wider. In dieser Arbeit
wurde der Normbereich für den BMI der älteren Menschen auf 24-29,9 kg/m^2 festgelegt. Ab einem BMI von 30 kg/m^2 bestand somit laut vorliegender Definition Übergewicht, als untergewichtig wurden die untersuchten Personen bereits ab einem
BMI von unter 24 kg/m^2 bezeichnet. Demnach waren etwa ein Drittel der SeniorInnen von Übergewicht bzw. Adipositas betroffen. Etwa 16,6% der österreichischen
Bevölkerung zwischen 65 und 80 sind nach vorliegender Definition untergewichtig.
Dieser Anteil hat sich laut Autor in den letzten Jahren beinahe verdoppelt. Für ältere
Personen über 80 Jahre existieren keine Daten, wobei davon ausgegangen werden
kann, dass in dieser Altersgruppe unbeabsichtigter Gewichtsverlust noch häufiger
vorkommt (Elmadfa 2012).

Zum Ernährungszustand älterer Menschen in österreichischen Pflegeheimen existieren Daten aus der jährlich durchgeführten „Pflegequalitätserhebung". Daraus ist
ersichtlich, dass mehr als 17% der PflegeheimbewohnerInnen einen BMI unter 20
kg/m^2 und etwa 44% einen BMI über 25 kg/m^2 aufweisen. In geriatrischen Krankenhäusern waren im Jahr 2013 sogar mehr als 22% untergewichtig (BMI < 20) und
etwa 34,5% hatten einen BMI über 25 (siehe Abbildung 4) (Lohrmann 2014). Im
„Österreichischen Ernährungsbericht" und in der „Pflegequalitätserhebung" wurden
jedoch unterschiedliche Normwerte für den BMI definiert, weshalb ein direkter Vergleich der Daten unzulässig ist.

Zahlreiche großangelegte Studien belegen in diesem Zusammenhang erhöhte Mor-
talitätsraten sowohl für ältere Menschen mit Übergewicht und Adipositas als auch
für untergewichtige Ältere. Während Gewichtsverlust eher auf kurze Sicht mit Mortalität assoziiert wird, wirkt sich eine Gewichtszunahme im Alter vor allem langfristig
negativ auf die Mortalität aus (Karahalios et al. 2014, Berrington de Gonzalez et al.
2010).

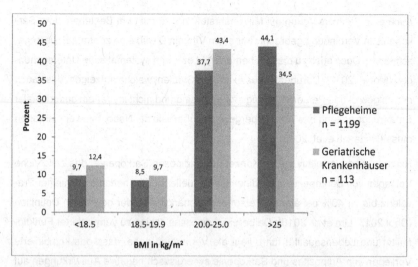

Abbildung 4. Prävalenz von Untergewicht, Normalgewicht und Übergewicht gemessen mit dem BMI in österreichischen Pflegeheimen und geriatrischen Krankenhäusern (in Anlehnung an Lohrmann 2014)

1.4 Sarkopenie und Ernährungszustand

Daten der amerikanischen „Health, Aging and Body Composition Study" unterstreichen die Veränderungen des Körpergewichts im höheren Alter. Zusätzlich zeigen die Ergebnisse, dass eine Veränderung des Ernährungszustandes auch Auswirkungen auf die Muskelmasse hat und damit mögliche Zusammenhänge mit einer Sarkopenie bestehen. Eine Gewichtsabnahme im Alter hat einen beträchtlichen Abbau an Muskelmasse zur Folge, bei einer Gewichtszunahme wird hingegen verhältnismäßig wenig Muskelmasse gewonnen. Eine Veränderung des Körpergewichts im Alter hat demnach Auswirkungen auf den relativen Anteil der Muskelmasse und ist negativ mit Sarkopenie assoziiert (Newman et al. 2005).

In der Literatur finden sich außerdem Studien, welche einen möglichen Zusammenhang von Sarkopenie und Mangelernährung (vor allem Mangel an Energie und Protein) andeuten, wenngleich es kaum Daten gibt, die das gleichzeitige Bestehen dieser beiden geriatrischen Syndrome dezidiert behandeln (Vandewoude et al. 2012).

Auch eine Fehlversorgung mit Mikronährstoffen wird mit dem Bestehen einer Sarkopenie in Verbindung gebracht. Vor allem Vitamin D wird eine zentrale Rolle zugeschrieben. Doch auch zu dieser Thematik gibt es kaum systematische Untersuchungen (Morley 2012). Darüber hinaus existieren Studien, welche aufzeigen, dass auch normalgewichtige Personen häufig sarkopen sind und nicht immer ein suboptimaler Ernährungszustand bzw. ein Körpergewicht außerhalb der Norm damit einhergehen muss (Hedayati et al. 2010).

Hinzu kommt ein relativ neues Konzept der adipösen Sarkopenie, das zeitgleiche Vorliegen von Sarkopenie und Adipositas. Aktuelle Studien berichten von einer Prävalenz bis zu 40% bei älteren Personen – abhängig von der gewählten Definition (Choi 2013, Lim et al. 2010). Da bereits Adipositas alleine zu verminderter Funktionalität und Lebensqualität führt, liegt die Vermutung nahe, dass das kombinierte Vorliegen von Adipositas und Sarkopenie synergistisch negative Auswirkungen auf die Gesundheit hat (Choi 2013, Lim et al. 2010, Stenholm et al. 2008).

1.5 Bedeutung der Literaturarbeit für Forschung und Praxis

All diese Beziehungen zwischen dem Ernährungszustand, im Speziellen dem Körpergewicht bzw. unzureichender Versorgung mit bestimmten Nährstoffen, und Sarkopenie sind bis dato noch nicht ausreichend erforscht und zusammengefasst. Die Klärung dieser Zusammenhänge stellt jedoch eine wichtige Grundlage dar, um mögliche ernährungsmedizinische Interventionen zu identifizieren und in qualitativ hochwertigen Interventionsstudien zu prüfen. Evidenzbasierte Maßnahmen können in weiterer Folge die Kosten der Sarkopenie eindämmen sowie zu einer Steigerung der Lebensqualität bei den einzelnen Betroffenen führen (Cruz-Jentoft et al. 2010).

Da eine bestehende Sarkopenie bei älteren Menschen auch Auswirkungen auf den pflegerischen Alltag hat, ist es unerlässlich, das Pflegepersonal in der Praxis für dieses wichtige Thema zu sensibilisieren. Die oben erwähnten Folgen einer Sarkopenie skizzieren anschaulich die Relevanz für den Pflegebereich. Nicht nur, dass Sarkopenie mit erhöhter Pflegebedürftigkeit einhergeht, auch die hohe Prävalenz expliziert eine häufige Konfrontation dieses geriatrischen Syndroms in der täglichen

Pflegepraxis. Aus diesem Grund ist es notwendig, dass Pflegepersonen in der Praxis ein Verständnis für Sarkopenie entwickeln und mehr über Ursachen, Folgen und etwaige Behandlungsmöglichkeiten erfahren.

Darüber hinaus sind Ernährung und damit auch der Ernährungszustand älterer Menschen ein zentrales Thema für die Pflege. Ernährung stellt ein menschliches Grundbedürfnis dar. Pflegepersonen sind im Pflegealltag in ständigem Kontakt mit den Betroffenen und haben daher nicht nur auf die Nahrungsaufnahme erheblichen Einfluss sondern sind mit den Folgen eines unzureichenden Ernährungszustandes sowie einer bestehenden Sarkopenie konfrontiert. In diesem Zusammenhang profitieren auch Pflegekräfte von weiteren wissenschaftlichen Erkenntnissen in diesem Bereich. Die Integration neuer Studienergebnisse in die Pflegepraxis sowie die Sensibilisierung und Schulung des Pflegepersonals zum Thema Ernährungszustand und Sarkopenie können somit einen Teil zu einer hochqualitativen und professionellen Pflege beitragen.

1.6 Ziel und Forschungsfrage

Ziel dieser Arbeit ist es, im Zuge einer systematischen Literaturübersicht, den Zusammenhang zwischen Sarkopenie und dem Ernährungszustand älterer Menschen (60+) darzustellen. Dabei wird zwischen Unterernährung und Übergewicht bzw. Adipositas differenziert und die Wechselwirkung von Körpergewicht und Sarkopenie ausführlich betrachtet. Unterschiede in den verschiedenen Settings, bei unterschiedlichen Krankheitsbildern und zwischen den Geschlechtern werden herausgearbeitet.

Aus diesem Hintergrund heraus ergibt sich für die vorliegende Arbeit folgende Hauptforschungsfrage:

- Welche Zusammenhänge zwischen Sarkopenie und dem Ernährungszustand werden bei über 60-jährigen Personen in der Literatur beschrieben?

Im Speziellen sollen folgende Unterfragen beantwortet werden:

- Welche Zusammenhänge zwischen Sarkopenie und anthropometrischen Parametern werden bei über 60-jährigen Personen in der Literatur beschrieben?
- Welche Zusammenhänge zwischen Sarkopenie und ernährungsspezifischen Laborparametern werden bei über 60-jährigen Personen in der Literatur beschrieben?
- Welche Zusammenhänge zwischen Sarkopenie und den Ergebnissen von Mangelernährungsscreening-Tools werden bei über 60-jährigen Personen in der Literatur beschrieben?
- Welche Zusammenhänge zwischen Sarkopenie und der Zufuhr bestimmter Nährstoffe werden bei über 60-jährigen Personen in der Literatur beschrieben?
- Welche Zusammenhänge zwischen Sarkopenie und Altersanorexie werden bei über 60-jährigen Personen in der Literatur beschrieben?

2 Methode

2.1 Literaturrecherche

Zur Beantwortung der Forschungsfrage wurde im Juli 2014 von zwei Personen (Doris Eglseer und Sandra Eminovic) unabhängig voneinander eine umfassende Literaturrecherche durchgeführt. Dazu wurde in den wissenschaftlichen Datenbanken MEDLINE (PubMed), CINAHL, Embase (via Ovid), Pascal (via Ovid) und der Cochrane Library (via Ovid; Cochrane Central Register of Controlled Trials, Cochrane Database of Systematic Reviews, Cochrane Methodology Register, Database of Abstracts of Reviews of Effects, Health Technology Assessment Database und NHS Economic Evaluation Database) nach relevanten Artikeln gesucht. Zusätzlich wurden Recherchen in der Suchmaschine „Google Scholar" sowie in den Metasuchmaschinen „Metacrawler" und „Dogpile" und darüber hinaus eine Handsuche in den Literaturverzeichnissen der identifizierten Studien durchgeführt. Beide Reviewer konnten dabei die gleiche Anzahl an Publikationen identifizieren, da die Suche im selben Monat sowie mit der identischen Suchstrategie umgesetzt wurde. Die Entscheidung, welche Studien aus der Handsuche in Literaturverzeichnissen in die vorliegende Arbeit miteinfließen sollten, wurde gemeinsam getroffen.

Die Literatursuche wurde mit folgenden englischen Suchwörtern durchgeführt: muscular atrophy, sarcopenia, muscle strength, skeletal muscle mass, elderly, aged, aged, 80 and over, older people, nutrition, nutritional status, nutritional state, malnutrition, malnourished, undernutrition, overnutrition, obesity, sarcopenic obesity, overweight. Wenn vorhanden, wurden die zugehörigen MeSH-Terms bzw. Medical Headings verwendet. Teilweise wurden Trunkierungen eingesetzt. Eine Verknüpfung der Schlüsselwörter mit Hilfe der Booleschen Operatoren „AND" und „OR" wurde durchgeführt.

Die systematische Recherche wurde auf die letzten fünf Jahre (2009-2014) beschränkt, um die Literaturübersicht so aktuell wie möglich zu halten. Die definierten Suchbegriffe mussten im Titel oder Abstract vorkommen. Ein detailliertes Suchprotokoll inklusive Trefferanzahl kann dem Appendix entnommen werden.

2.2 Ein- und Ausschlusskriterien

Die Entscheidung zum Einschluss der Studien wurde nach umfassender Bewertung mittels STROBE-Checkliste (siehe Kapitel 2.4) von zwei Personen (DE und SE) unabhängig voneinander getroffen. Bei Unklarheiten und Diskordanz wurde eine Diskussion geführt bis ein Konsens erreicht werden konnte.

Da in dieser Arbeit ausschließlich der Zusammenhang zwischen dem Ernährungszustand älterer Menschen und Sarkopenie untersucht werden soll, wurden alle Arten von Beobachtungsstudien (z.B. Querschnittstudien, Kohortenstudien, Case-Control-Studien) miteinbezogen. Mit Hilfe von Querschnittstudien können sowohl Prävalenzen erfasst als auch Zusammenhänge in einer bestimmten Population zu einem bestimmten Zeitpunkt aufgezeigt werden, wenngleich die Kausalität dieser Assoziationen ungeklärt bleibt. Longitudinal durchgeführte Kohortenstudien hingegen können auch Ursache-Wirkungs-Beziehungen erklären. Beobachtungsstudien legen damit die Basis für weiterführende Interventionsstudien sowie in weiterer Folge für die Entwicklung von Interventions- und Präventionsprogrammen (von Elm et al. 2014, Detels et al. 2009).

Da in der vorliegenden Arbeit nicht der Effekt einzelner ernährungsmedizinischer Interventionen untersucht werden soll, werden experimentelle Studien ausgeschlossen. Eingeschlossen werden weiters nur jene Studien, die sich explizit auf den Zusammenhang von Sarkopenie und den Ernährungszustand (Überernährung, Unterernährung, Fehlernährung) beziehen und den Ernährungszustand zumindest als Nebenzielvariable berücksichtigen.

2.3 Auswahl der Studien

Im ersten Schritt wurden nach Ausschluss der Duplikate von beiden Reviewern (DE und SE) unabhängig voneinander die Titel und Abstracts aller identifizierten Studien gescreent. Wenn aus dem Titel und/oder Abstract ersichtlich war, dass die Publikation das Thema Sarkopenie behandelt und den Ernährungszustand zumindest als Nebenzielvariable betrachtete, wurde diese in die engere Auswahl aufgenommen. Außerdem mussten im Abstract der Zweck der Studie, das Design, das Setting, die

Stichprobengröße, die wichtigsten Ergebnisse und Schlussfolgerungen zumindest teilweise beschrieben sein.

Von jenen Studien, die anhand des Titel- und Abstract-Screenings zur weiteren Begutachtung eingeschlossen werden konnten, wurde der Volltext von beiden Reviewern gelesen. Zusätzlich wurden auch jene Studien vollständig gelesen, die durch die Handsuche in den Literaturverzeichnissen der ausgewählten Studien identifiziert werden konnten.

Bei der Durchführung des Volltexts-Screenings wurde das Hauptaugenmerk darauf gelegt, dass die beiden interessierenden Variablen Sarkopenie und Ernährungszustand ausreichend behandelt wurden. Weiters wurde überprüft, ob tatsächlich alle TeilnehmerInnen bei Einschluss in die Studie ≥ 60 Jahre alt waren. Nur jene Studien, welche die Einschlusskriterien zur Gänze erfüllten, wurden in weiterer Folge einer Überprüfung der methodologischen Qualität mittels STROBE-Checkliste unterzogen.

Im Zuge der Literaturrecherche in medizinischen Datenbanken sowie der Internetsuche in (Meta)Suchmaschinen konnten insgesamt 1728 Publikationen identifiziert werden, davon 489 Duplikate. Bei den verbleibenden 1230 Treffern wurde ein Titel- und Abstract-Screening durchgeführt. 1166 Studien wurden nach diesem Screening ausgeschlossen, weshalb infolgedessen die Volltexte von 64 Arbeiten gelesen und nach folgenden vorab festgelegten Kriterien überprüft wurden:

- Die Studien mussten ein Querschnittdesign aufweisen.
- Alle StudienteilnehmerInnen mussten 60 Jahre und/oder älter sein.
- Der Zusammenhang zwischen dem Ernährungszustand und Sarkopenie musste zumindest eine Nebenzielvariable darstellen.

Aufgrund des Volltext-Screenings wurden 28 weitere Studien ausgeschlossen, davon 20 weil die ProbandInnen teilweise < 60 Jahre alt waren und 8 aufgrund der unzureichenden Behandlung des Ernährungszustandes der PatientInnen. Die folgende Abbildung 5 zeigt den Ablauf der durchgeführten Literaturrecherche in Anlehnung an das PRISMA-Schema (Moher et al. 2011).

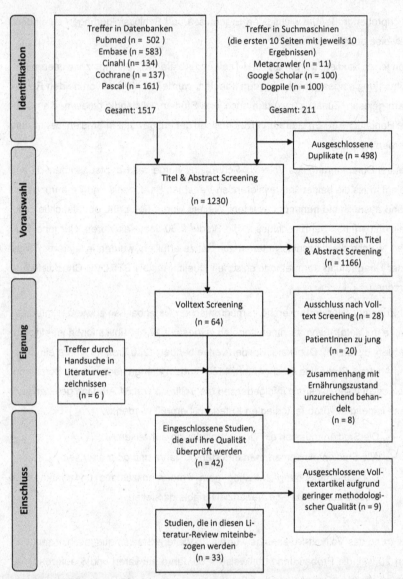

Abbildung 5. Ablauf der Literaturrecherche, in Anlehnung an das PRISMA-Schema von Moher et al. 2011

2.4 Bewertung der methodologischen Qualität

Für die Erstellung eines qualitativ hochwertigen Literaturreviews ist es unumgänglich, die identifizierten Arbeiten auf ihre Vollständigkeit und Qualität hin zu überprüfen und ausschließlich hochwertige Studien einzuschließen. Aus diesem Grund wurden die identifizierten Studien mit Hilfe des Instrumentes STROBE (Strengthening the Reporting of Observational Studies in Epidemiology) auf ihre methodologische Qualität überprüft.

Die STROBE-Checkliste wurde von der STROBE-Initiative im Jahr 2004 im Rahmen eines Workshops entwickelt. An dieser Veranstaltung nahmen Editoren zahlreicher hochkarätiger, gesundheitswissenschaftlicher Zeitschriften wie z.B. „The Lancet", „BMJ", „JAMA" und „International Journal of Epidemiology" teil. Zusätzlich brachten EpidemiologInnen, StatistikerInnen sowie PraktikerInnen aus Europa und Nordamerika ihre Expertise ein. Seit der Entwicklung der ersten Version der STROBE-Checkliste wurden drei Revisionen publiziert, in denen Kommentare und Anmerkungen berücksichtigt sowie Änderungen umgesetzt wurden. Die STROBE-Checkliste wurde entwickelt, um AutorInnen beim Verfassen von Beobachtungsstudien einen Leitfaden bereitzustellen, um EditorInnen in ihrer Arbeit zu unterstützen und um LeserInnen die kritische Bewertung publizierter Literatur zu erleichtern (Von Elm et al. 2004).

Die Strobe-Checkliste umfasst 22 Items. Die Anwendung wird hauptsächlich zur Bewertung von Kohortenstudien, Fall-Kontroll-Studien und Querschnittstudien empfohlen. Die einzelnen Items beziehen sich auf die Qualität des Titels und des Abstracts (Item 1), der Einleitung (Item 2 und 3), der Methoden (Item 4 bis 12), der Ergebnisse (Item 13 bis 17) und der Diskussion (Items 18 bis 21) bzw. auf weitere allgemeine Informationen (Finanzierung der Studie, Item 22) (Von Elm et al. 2014). Die vollständige Checkliste kann dem Appendix 2 entnommen werden.

Das Instrument wurde zur Bewertung der dieser Masterarbeit zu Grunde liegenden Literatur gewählt, da es sich bei den eingeschlossenen Studien ausschließlich um Beobachtungsstudien handelt und STROBE speziell zur Bewertung solcher Studien entwickelt wurde. Die Entscheidung für dieses Bewertungsinstrument fiel unter dem Gesichtspunkt, dass bereits einige Publikationen zu diesem Instrument verfügbar sind und es in der Literatur häufig zur Bewertung von Beobachtungsstudien verwendet wird. Obwohl bis dato keine Studien zur Validität und Reliabilität dieser Checkliste zur Verfügung stehen, wurde diese aufgrund des professionellen Entwicklungs- und Entstehungsvorganges, der kontinuierlichen Weiterentwicklung und Adaptierung sowie der Vollständigkeit der Items zur Bewertung wissenschaftlicher Studien ausgewählt (Von Elm et al. 2014, Young & Solomon 2009, Vandenbroucke et al. 2007).

Um eine systematische Vorgehensweise zu gewährleisten wurde die Überprüfung der methodologischen Qualität von zwei Reviewern (DE und SE) getrennt voneinander durchgeführt. 71,4% der Items wurden von beiden Reviewern identisch entweder mit einem ‚Plus', einem ‚Plus-Minus' oder einem ‚Minus' bewertet. Bei 28,6% der bewerteten Items gab es Diskrepanzen. Diese Items wurden deshalb in mehreren Konsensustreffen nochmalig erörtert und bei etwaigen unterschiedlichen Meinungen so lange diskutiert, bis ein Konsens erreicht werden konnte. 100% Übereinstimmung konnte bei der methodologischen Bewertung der Stichprobengröße erzielt werden, da für dieses Item vorab exakte Kriterien festgelegt wurden (siehe Kapitel 3.1).

Die einzelnen Items wurden wie folgt bewertet:

+   Die Informationen zur Beantwortung der Fragestellung sind im Artikel angeführt und nachvollziehbar. Entspricht einen Punkt im Punktesystem.

+/-   Die Informationen zur Beantwortung der Fragestellung sind im Artikel nur teilweise angeführt und/oder nachvollziehbar. Entspricht einen halben Punkt im Punktesystem.

-     Die Informationen zur Beantwortung der Fragestellung sind im Artikel nicht angeführt und/oder nicht nachvollziehbar. Entspricht null Punkten im Punktesystem.

Im Anschluss an die Bewertung wurde mittels eines Punktesystems die Entscheidung zum Einschluss der Studien gefällt. Für jedes Item, welches mit einem Plus bewertet wurde, wurde ein Punkt vergeben. Jedes Item, welches mit Plus/Minus bewertet wurde, bekam einen halben Punkt. Für jedes Item, das von den Reviewern mit einem Minus bewertet wurde, wurden keine Punkte vergeben.

Die Studie mit den besten Bewertungen erhielt 19,5 Punkte (Houston et al. 2012), eine Studie erreichte 10,5 Punkte und war damit die am schlechtesten bewertete (Benton et al. 2010). Jene Arbeiten, deren erreichte Punktzahl unter dem 25%igen Quartil lag (14 Punkte), wurden vom vorliegenden Review ausgeschlossen: Rahman et al. 2014, Del Consuela Velazquez Alva et al. 2013, Kanehisa et al. 2013, Silva Neto et al. 2012, Bahat et al. 2010, Benton et al. 2010, Hedayati et al. 2010, Lim et al. 2010, Kimyagarov et al. 2009. Tabelle 1 zeigt eine Übersicht der Bewertung der einzelnen Studien mit der dazugehörigen Punkteanzahl.

Tabelle 1. Qualitative Bewertung und Punktevergabe für die einzelnen Studien (n = 42)

Erstautorln und Jahr der Studie	Bewertung			
	Anzahl an + (entspricht 1 Punkt)	Anzahl an "+/-" (entspricht 0,5 Punkten)	Anzahl an - (entspricht 0 Punkten)	Bewertungen (Punktesystem)
Abe et al. 2014	12	6	4	15
Alexandre et al. 2014	17	4	1	19
Annweiler et al. 2010	14	7	1	17,5
Asp et al. 2012	14	5	3	16,5
* Bahat et al. 2010	8	9	5	12,5
Bahat et al. 2013	10	11	1	15,5
* Benton et al. 2010	6	9	7	10,5
Brady et al. 2014	12	5	5	14,5
Chung et al. 2013	16	4	2	18,0
* del Consuela Velazquez Alva et al. 2013	8	10	4	13
Delmonico et al. 2009	17	4	1	19
Dretakis et al. 2010	11	7	4	14,5
Dupuy et al. 2013	15	5	2	17,5
Figueiredo et al. 2014	14	6	2	17
Gariballa et al. 2013	12	8	2	16
Geirsdottir et al. 2013	11	9	2	15,5
Halil et al. 2014	9	10	3	14
* Hedayati et al. 2010	7	10	5	12
Houston et al. 2012	17	5	0	19,5
Hwang et al. 2012	15	5	2	17,5
Kaburagi et al. 2011	10	9	3	14,5
* Kanehisa et al. 2013	5	12	5	11
Kim et al. 2014	15	5	2	17,5
* Kimyagarov et al. 2009	8	8	6	12
Landi et al. 2012	15	5	2	17,5
Landi et al. 2013	18	2	2	19
* Lim et al. 2010	8	11	3	13,5
Mathei et al. 2013	17	3	2	18,5
Mohamad et al. 2010	12	6	4	15
Queiroz et al. 2014	9	10	3	14
* Rahman et al. 2014	8	9	5	12,5
Rondanelli et al. 2014	14	4	4	16
Seo et al. 2012	17	3	2	18,5
Seo et al. 2013	17	3	2	18,5
* Silva Neto et al. 2012	8	10	4	13
Smoliner et al. 2014	17	3	2	18
Tieland et al. 2013	16	3	3	17,5
Volpato et al. 2014	12	8	2	16
Wham et al. 2011	12	7	3	15,5
Wu et al. 2014	17	3	2	18,5
Yaxley et al. 2012	16	3	2	17,5
Yu et al. 2014	13	6	3	16

* ausgeschlossene Studien aufgrund zu niedriger Punktzahl bei der Bewertung der Studienqualität mittels STROBE

3 Ergebnisse

Nach der methodologischen Bewertung der durch die Literaturrecherche identifizierten Publikationen mittels STROBE wurden 33 quantitative Studien in die Ergebnisdarstellung des vorliegenden Literaturreviews eingeschlossen. Im nachfolgenden Kapitel werden die Qualität sowie die Charakteristika der eingeschlossenen Studien dargestellt und verglichen.

3.1 Methodologische Qualität der Studien

Die Bewertungen der Studien mittels STROBE-Checkliste (siehe Kapitel 2.5 sowie Appendix 2) und damit die methodologische Qualität der Studien werden nachfolgend kurz zusammengefasst.

Informationen zum „Titel und Abstract" waren bei allen bewerteten Studien ausreichend vorhanden. Für dieses Item wurden daher ausschließlich „Plus" und „Plus/Minus" vergeben. Auch die Kategorie „Einleitung" erfüllte bei fast allen Studien die von STROBE festgelegten Kriterien der Berichterstattung. Der wissenschaftliche Hintergrund sowie die Relevanz des Themas war meist gut nachvollziehbar und die Zielsetzungen klar statuiert. Daher wurde auch bei diesen Items kein „Minus" vergeben.

Bei der Beurteilung der angewendeten Methoden ergaben sich differenzierte Bewertungen. Das Studiendesign wurde von den meisten AutorInnen kurz beschrieben, lediglich in zwei Publikationen wurde das Studiendesign nur erwähnt und nicht näher erläutert. Auch das Setting sowie dazugehörige relevante zeitliche Angaben (Zeitraum der Rekrutierung, Zeitraum der Datensammlung etc.) wurden in den meisten Studien zufriedenstellend beantwortet. Ähnlich positive Bewertungen ergaben sich für die Items „StudienteilnehmerInnen", „Variablen" und „Datenquellen/Messmethoden". Die Ein- und Ausschlusskriterien der StudienteilnehmerInnen wurden meist angegeben und die Variablen, Zielgrößen sowie die dazugehörigen Datenquellen und verwendeten Bewertungs- bzw. Messmethoden wurden bei einem Großteil der Studien nachvollziehbar beschrieben.

Relativ wenige Informationen gab es in allen Publikationen zum Thema „Bias". In kaum einer Studie wurde beschrieben, ob etwas unternommen wurde, um möglichen Ursachen von Bias zu begegnen. Aus diesem Grund ergaben sich bei diesem Item hauptsächlich Bewertungen mit „Minus". Die Ermittlung der Studiengröße wurde in keiner einzigen Publikation angegeben. Wenn die Studiengröße dennoch über 100 ProbandInnen umfasste, wurde das Item mit einem „Plus/Minus" bewertet. Bei fehlender Berechnung der Studiengröße in Kombination mit einer sehr geringen Anzahl an StudienteilnehmerInnen (< 100) wurde das Item mit „Minus" bewertet. Dies war bei sechs Studien der Fall (siehe Appendix 3). Die Auswertung der quantitativen Variablen wurde von den meisten AutorInnen sehr gut oder zumindest teilweise beschrieben, auch über die statistischen Methoden gab es in jeder Studie – bis auf eine – einen Beitrag.

Bei der Beschreibung des Ergebnisteiles steht vor allem die Darstellung der demographischen, klinischen und sozialen Charakteristika der StudienteilnehmerInnen, die übersichtliche Darstellung der Ergebnisdaten sowie die detaillierte Beschreibung aller Auswertungen und Schätzwerte im Vordergrund. Im Wesentlichen waren diese Informationen bei einem Großteil der Studien vorhanden. Dies unterstreicht die Tatsache, dass der Punkt „Darstellung von Ergebnisdaten" bei 35 von 42 Studien mit „Plus" bewertet werden konnte.

In der Kategorie „Diskussion" gab es einige negative Bewertungen bei der Angabe von Limitationen der Studien. Sechs AutorInnen gaben keinerlei Limitationen an. Bei der Angabe zur Finanzierung der Studie (dazu gab es bei 23 Studien keine Informationen) sowie zur Diskussion der Übertragbarkeit bzw. externen Validität der Studienergebnisse (Bewertung mit „Minus" bei 13 Studien) mussten ebenfalls vielfach qualitative Mängel festgestellt werden.

Zusammenfassend kann festgehalten werden, dass neun Studien aufgrund der Bewertung durch die STROBE-Checkliste ausgeschlossen werden mussten (siehe Kapitel 2.5). Die STROBE Bewertungs-Checkliste sowie die vollständigen Bewertungen der einzelnen Studien können in einer ausführlichen Tabelle dem Appendix 2-3 entnommen werden.

3.2 Studiencharakteristika

3.2.1 Publikationsjahr der Studien

In den vorliegenden Literaturreview wurden ausschließlich Studien aus den Jahren 2009 bis 2014 einbezogen. Wie in Abbildung 6 ersichtlich, steigt die Anzahl der für diese Arbeit verwendeten Publikationen mit der Jahreszahl. Obwohl die Literaturrecherche im Juli 2014 durchgeführt wurde und damit lediglich das halbe Jahr 2014 berücksichtigt werden konnte, ist die Anzahl der eingeschlossenen Arbeiten aus dem Jahr 2014 mit 12 Studien am höchsten.

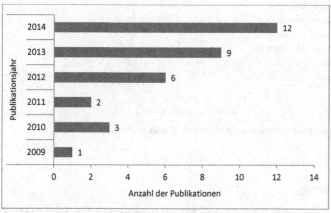

Abbildung 6. Anzahl eingeschlossener Studien nach Publikationsjahr

3.2.2 Publikationsland der Studien

Bei Betrachtung der Publikationsländer der eingeschlossenen Studien wird deutlich, dass Forschung auf dem Gebiet der Sarkopenie weltweit betrieben wird. Die höchste Anzahl an Studien kommt aus den USA bzw. aus Südkorea. Auch Südamerika (Brasilien) ist mit drei Studien vertreten. Die europäischen Studien stammen aus den Ländern Italien, Türkei, Deutschland und Frankreich. Österreichische Publikationen zum Thema Sarkopenie und Ernährungszustand konnten nicht identifiziert werden. Abbildung 7 zeigt die Anzahl der eingeschlossenen Studien nach Publikationsland.

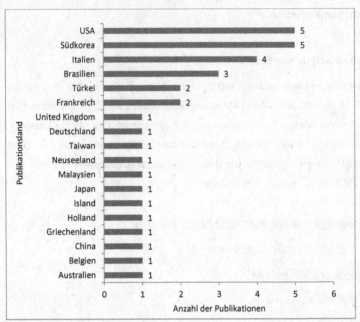

Abbildung 7. Anzahl eingeschlossener Studien nach Publikationsland

3.2.3 Studiensetting

Bei näherer Betrachtung der vorliegenden Literatur wird deutlich, dass ein Großteil der Studien zum Thema Sarkopenie und Ernährungszustand bei zu Hause lebenden älteren Menschen durchgeführt wurde (n = 28). Lediglich zwei der in den vorliegenden Literaturreview eingeschlossenen Publikationen untersuchten das Thema bei Personen, welche in Pflegeheimen lebten. Auch für den Akutbereich existiert nur eine kleine Anzahl an Studien. In diese Arbeit können lediglich zwei Studien eingeschlossen werden, welche im Krankenhaus-Setting durchgeführt wurden. In einer Studie wurden die TeilnehmerInnen in einer ambulanten Rehabilitation rekrutiert (Yaxley et al. 2012).

3.2.4 Studiendesign und Stichprobe

Wie in den Einschlusskriterien vorab definiert, wurden in die vorliegende Literaturübersicht ausschließlich Beobachtungsstudien eingeschlossen. 28 der 33 Studien, welche dieser Arbeit zu Grunde liegen, sind Querschnittstudien. Fünf Studien sind Kohortenstudien und berichten Längsschnittdaten.

Die Stichprobengröße der in die vorliegende Literaturübersicht eingeschlossenen Studien variiert zwischen 48 und 4000 Personen, wobei lediglich zwei Studien eine TeilnehmerInnenzahl von unter 100 aufweisen. Abbildung 8 zeigt eine graphische Darstellung der Stichprobengröße aller Studien.

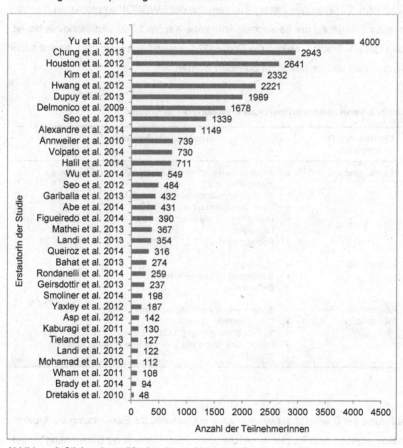

Abbildung 8. Stichprobengröße der eingeschlossenen Studien (n = 33)

3.2.5 Instrumente zur Erhebung der Sarkopenie

In den 33 Studien, welche die Grundlage für die vorliegende Literaturübersicht bilden, wurden zahlreiche unterschiedliche Methoden zur Erkennung der Sarkopenie angewendet (siehe Tabelle 2 bzw. Appendix 5). In vielen Publikationen wurde nur ein einzelner Parameter zur Bestimmung der Sarkopenie verwendet, meist die Muskelmasse. Einige AutorInnen definierten Sarkopenie über mehr als einen Parameter, zum Beispiel über das gleichzeitige Vorliegen verminderter Muskelmasse und verminderter Muskelkraft. Sieben Studien (Alexandre et al. 2014, Smoliner, Sieber & Wirth 2014, Volpato et al. 2014, Wu et al. 2014, Yu et al. 2014, Landi et al. 2013, Landi et al. 2012) gingen dabei nach dem von der EWGSOP empfohlenen Algorithmus zur Erkennung der Sarkopenie vor (siehe Kapitel 1.2.2). Auffallend hierbei ist, dass fast alle Studien, welche die EWGSOP Kriterien berücksichtigen, hochaktuelle Studien sind und im Jahr 2014 publiziert wurden.

Tabelle 2. Verwendete Instrumente zur Erkennung der Sarkopenie

Untersuchter Parameter	Verwendete Instrumente
Muskelmasse	• Anthropometrie (Oberarmumfang, Wadenumfang, Trizepshauthaltendicke) • Bioelektrische Impedanzanalyse (BIA) • Computertomographie (CT) • Dual-energy X-ray absorptiometry (DXA) • Ultraschall • Formel nach Lee
Muskelkraft	• Handkraft • Beinpresse (Quadrizeps-Kraft) • Beinstrecker
Körperliche Performance	• Short Physical Performance Battery (SPPB) • Ganggeschwindigkeit • Timed up and go test (TUG) • Longitudinal Aging Study Amsterdam Physical Activity Questionnaire (LAPAQ)

Aufgrund der Diversität der verwendeten Instrumente zur Bestimmung der Muskelmasse ergeben sich Probleme, welche sich in den Formeln zur Berechnung derselben fortsetzen. Auch wenn in diversen Studien das gleiche Instrument angewendet wurde (zum Beispiel eine BIA-Messung), wird die darauffolgende Berechnung der Muskelmasse bzw. der fettfreien Masse mit zahlreichen unterschiedlichen Formeln durchgeführt. Manche AutorInnen berücksichtigen die Größe der PatientInnen, andere das Gewicht bzw. die Fettmasse oder beide Faktoren. Welche AutorInnen welche Instrumente zur Erkennung der Sarkopenie anwendeten, ist in einer detaillierten Tabelle im Appendix 5 ersichtlich.

3.2.6 Instrumente zur Erhebung des Ernährungszustandes

Auch zur Bestimmung des Ernährungszustandes wurden unterschiedliche Instrumente angewendet. In den vorliegenden Studien wurde der Ernährungszustand der älteren Personen hauptsächlich über den BMI definiert. Einige AutorInnen wendeten ein Ernährungsscreening an. In diesem Zusammenhang wurde das MNA sowohl in der kurzen als auch in der langen Form am häufigsten eingesetzt, eine Studie bestimmte den Ernährungszustand der TeilnehmerInnen mit dem Instrument Seniors in the Community: Risk Evaluation for Eating and Nutrition (SCREEN II). Eine Auflistung aller verwendeten Instrumente zur Erhebung des Ernährungszustandes zeigt Tabelle 3.

Tabelle 3. Verwendete Instrumente zur Bestimmung des Ernährungszustandes

Untersuchter Parameter	Verwendete Instrumente

Ernährungszustand	• Anthropometrie (BMI, Taillenumfang, Hüftumfang, Bauchumfang)
	 • Laborwerte
	   o Vitamin D, Eisenstatus, Zink, Kalzium, Cholesterin, Triglyzeride, Gesamteiweiß, Albumin, diverse Enzyme, CRP, TNF-α, IL-6
	 • Screening-Tools
	   o Mini Nutritional Assessment (MNA)
	     ▪ Long Form (MNA-LF)
	     ▪ Short Form (MNA-SF)
	   o Seniors in the community: risk evaluation for eating and nutrition (SCREEN II)
	 • Nahrungsaufnahme
	   o Council on Nutrition Appetite Questionnaire (CNAQ)
	   o Diet History Questionnaire (DHQ)
	   o Diverse andere Fragebögen zur Nahrungszufuhr

3.3 Zusammenhänge zwischen Sarkopenie und dem Ernährungszustand

3.3.1 Sarkopenie und anthropometrische Messungen

18 der 33 Studien berücksichtigten in ihrer Ergebnisdarstellung explizit die Assoziation zwischen Sarkopenie und anthropometrischen Parametern. Am häufigsten wurde in diesem Zusammenhang der BMI näher beleuchtet, seltener Körperumfänge wie zum Beispiel der Taillenumfang. Grundsätzlich können die Ergebnisse in zwei Gruppen geteilt werden:

1. Hohe anthropometrische Parameter gehen mit einem verringerten Risiko für Sarkopenie einher (= negativer Zusammenhang).
2. Hohe anthropometrische Parameter gehen mit einem erhöhten Risiko für Sarkopenie einher (= positiver Zusammenhang).

Zwölf Studien berichten von einer negativen Korrelation zwischen Sarkopenie und anthropometrischen Parametern (je höher die anthropometrischen Parameter, desto niedriger ist das Risiko für Sarkopenie). Ein höherer BMI geht demnach mit höherer Muskelmasse, höherer Muskelkraft und/oder besserer körperlicher Performance einher.

Sechs Studien konnten jedoch gegenteilige Assoziationen feststellen und berichten von einem positiven Zusammenhang zwischen Sarkopenie und anthropometrischen Parametern (je höher die anthropometrischen Parameter, desto höher ist das Risiko für Sarkopenie). In diesen Publikationen konnte ein höherer BMI mit anteilsmäßig niedrigerer Muskelmasse, niedrigerer Muskelkraft und/oder schlechterer körperlicher Performance in Zusammenhang gebracht werden. Diese Ergebnisse bestätigen somit die Existenz der Problematik der sarkopenen Adipositas.

Hohe anthropometrische Parameter gehen mit einem verringerten Risiko für Sarkopenie einher

Vier AutorInnen untersuchten in ihrer Stichprobe ausschließlich ältere Frauen, zwei davon berichten von einer negativen Assoziation zwischen Sarkopenie und dem Ernährungszustand definiert durch BMI. In der von Abe, Loenneke & Fukunaga

(2014) durchgeführten japanischen Studie ging ein höherer BMI mit einer höheren Muskelmasse einher. Als Erhebungsinstrument zur Messung der Muskelmasse wurde dabei eine Sonographie gewählt. Auch in einer französischen Studie war bei Frauen ein negativer Zusammenhang zwischen einer vorliegenden Sarkopenie (definiert durch Muskelmasse und körperlicher Performance) und dem BMI zu beobachten. Sarkopene Frauen wiesen in dieser Untersuchung einen signifikant niedrigeren BMI auf und waren demnach häufiger mangelernährt als nicht sarkopene Frauen (Dupuy et al. 2013).

Zum gleichen Ergebnis kommen auch brasilianische Forscher bei ausschließlich männlichen Studienteilnehmern und konnten einen signifikanten Zusammenhang zwischen Sarkopenie und niedrigem BMI aufzeigen (Figueiredo et al. 2013).

Gariballa & Alessa (2013) berichten in ihrer Studie mit 432 ProbandInnen ebenso von einer erhöhten Prävalenz der Sarkopenie bei untergewichtigen Personen verglichen mit Normal- oder Übergewichtigen. In dieser Studie waren 62% der untergewichtigen TeilnehmerInnen (BMI < 18,5) sarkopen, jedoch nur 13% der Normalgewichtigen (BMI 18,5-24,9) und 2% der Übergewichtigen (BMI > 25). Da die Muskelmasse jedoch ausschließlich durch die Messung des Oberarmumfanges definiert wurde, sind diese Ergebnisse vorsichtig zu interpretieren.

Queiroz et al. (2014) halten fest, dass ein höherer BMI sowie ein höherer Oberarmumfang signifikant mit höherer Handkraft einhergehen. Anthropometrische Indikatoren des Ernährungszustandes waren in dieser Studie somit positiv mit der Handkraft assoziiert, jedoch nur bei älteren Männern. Rondanelli et al. (2014) schlussfolgern aus ihren Ergebnissen, dass eine bestehende Adipositas das Risiko für Sarkopenie verringert.

Alle sechs Studien, welche Sarkopenie nach den EWGSOP-Kriterien definierten, zeigten ähnliche Ergebnisse. Sie alle weisen einen negativen Zusammenhang zwischen Sarkopenie und anthropometrischen Parametern auf. Sarkopene StudienteilnehmerInnen hatten einen signifikant niedrigeren BMI und damit einen schlechteren Ernährungszustand als nicht sarkopene Personen. Ein niedriger BMI war somit ein unabhängiger Prädiktor für alle Schweregrade der Sarkopenie (Smoliner, Sieber & Wirth 2014, Wu et al. 2014, Yu et al. 2014, Volpato et al. 2013, Landi et al. 2012).

Aufgrund des longitudinalen Studiendesigns in der Studie von Yu et al. (2014) war es in diesem Fall auch möglich, Rückschlüsse auf die Reversibilität der Sarkopenie zu ziehen. Dabei konnte gezeigt werden, dass ältere sarkopene Personen mit einem höheren BMI eine bestehende Sarkopenie häufiger wieder rückgängig machen können, als sarkopene Personen mit niedrigem BMI.

Von der großangelegten amerikanischen Kohortenstudie „Health ABC Study" gibt es in diesem Zusammenhang ebenfalls Längsschnittdaten. Bei einem Follow-up nach fünf Jahren wurde ein Verlust von Muskelkraft bei älteren Menschen positiv mit dem Verlust von Körpergewicht assoziiert. Das bedeutet, dass PatientInnen, welche im Alter Gewicht verloren haben, auch gleichzeitig mehr Muskelkraft abbauten als solche, die ihr Gewicht stabil halten konnten. Eine Gewichtszunahme schwächte den Verlust der Muskelkraft nicht ab, obwohl ein geringer Zuwachs an Muskelmasse beobachtet werden konnte (Delmonico et al. 2009).

Eine Auflistung der Publikationen, welche eine negative Beziehung zwischen Sarkopenie und anthropometrischen Parametern bestätigen konnten findet sich in Tabelle 4.

Hohe anthropometrische Parameter gehen mit einem erhöhten Risiko für Sarkopenie einher

Annweiler et al. (2014) untersuchten die Beziehung zwischen Ganggeschwindigkeit als eine Determinante der Sarkopenie und dem BMI bei älteren Frauen ≥ 75 Jahre. Sie konnten zeigen, dass ein höherer BMI signifikant mit einer langsameren Ganggeschwindigkeit assoziiert ist (p < 0.01).

Ein hoher BMI scheint nicht nur die körperliche Performance zu beeinflussen. In einer amerikanischen Studie wurde erforscht, ob sich die Muskelqualität (definiert durch Muskelmasse und Muskelkraft) bei Personen mit normalem BMI (20-24,9) von jenen mit Übergewicht (BMI 25-29,9) oder Adipositas (BMI ab 30) unterscheidet. Ältere Menschen mit normalem BMI wiesen dabei eine signifikant höhere Muskelqualität auf als jene Personen mit Unter- oder Übergewicht. Normalgewicht scheint sich damit am günstigsten auf die Muskelqualität auszuwirken. Des Weiteren konnte gezeigt werden, dass Muskelqualität – unabhängig vom BMI-Status – einen signifikanten Prädiktor für Funktionalität darstellt (Brady et al. 2014).

Tabelle 4. Studien, welche einen negativen Zusammenhang zwischen Sarkopenie und anthropometrischen Faktoren (BMI und/oder Körperumfänge) zeigen

ErstautorIn & Jahr	Land	Setting	Stichprobe	Instrumente zur Erkennung der Sarkopenie
Abe et al. 2014	USA/Japan	eigene Wohnung	n = 431 nur Frauen	Muskelmasse: Ultraschall
Delmonico et al. 2009	USA	eigene Wohnung	n = 1678	Muskelmasse: DEXA, CT Muskelkraft: Beinstrecker
Dupuy et al. 2013	Frankreich	eigene Wohnung	n = 1989 nur Frauen	Muskelmasse: DEXA Körperliche Performance: Ganggeschwindigkeit
Figueiredo et al. 2014	Brasilien	eigene Wohnung	n = 390 nur Männer	Muskelmasse: DEXA
Gariballa et al. 2013	UK	Krankenhaus	n = 432	Muskelmasse: Oberarmumfang Muskelkraft: Handkraft
Queiroz et al. 2014	Brasilien	eigene Wohnung	n = 316	Muskelkraft: Handkraft
Rondanelli et al. 2014	Italien	ambulante Rehabilitation	n = 259	Muskelmasse: DEXA Muskelkraft: Handkraft
Landi et al. 2012	Italien	Pflegeheim	n = 122	EWGSOP Muskelmasse: BIA Muskelkraft: Handkraft Körperliche Performance: Ganggeschwindigkeit
Smoliner et al. 2014	Deutschland	Krankenhaus	n = 198	EWGSOP Muskelmasse: BIA Muskelkraft: Handkraft Körperliche Performance: SPPB
Volpato et al. 2014	Italien	eigene Wohnung	n = 538	EWGSOP Muskelmasse: BIA Muskelkraft: Handkraft Körperliche Performance: Ganggeschwindigkeit
Wu et al. 2014	Taiwan	eigene Wohnung	n = 549	EWGSOP Muskelmasse: BIA Muskelkraft: Handkraft Körperliche Performance: Ganggeschwindigkeit
Yu et al. 2014	China	eigene Wohnung	n = 4000	EWGSOP Muskelmasse: DEXA Muskelkraft: Handkraft Körperliche Performance: Ganggeschwindigkeit

Die negative Auswirkung von Übergewicht auf die Muskelmasse unterstreicht eine weitere Studie von Chung et al. (2013). Es konnten signifikante positive Zusammenhänge zwischen Sarkopenie und BMI, Taillenumfang und Körperfett festgestellt werden. Sarkopene PatientInnen hatten einen höheren BMI, einen höheren Taillenumfang sowie einen höheren Körperfettanteil. In diesem Kontext ist auch eine Studie mit kleinerer Stichprobe zu erwähnen, welche ebenfalls eine signifikante Korrelation zwischen BMI und Muskelkraft (Quadrizeps-Kraft) bei Frauen zeigen konnte. Übergewichtige Frauen wiesen eine niedrigere Muskelkraft auf (p = 0.008), bei Männern war dieser Zusammenhang statistisch nicht signifikant (Dretakis et al. 2010).

Im Pflegeheim-Setting zeigten Halil et al. (2014), dass sich die Prävalenz der Sarkopenie zwischen untergewichtigen, normalgewichtigen und übergewichtigen BewohnerInnen kaum unterscheidet. Adipöse PatientInnen hatten jedoch ein höheres Risiko für Sarkopenie. Dies führte dazu, dass sarkopene BewohnerInnen im Gesamtergebnis einen höheren BMI aufwiesen als nicht sarkopene. Zusätzlich konnte bei Personen mit Sarkopenie ein signifikant höherer Taillenumfang beobachtet werden (Halil et al. 2014).

Tabelle 5. Studien, welche einen positiven Zusammenhang zwischen Sarkopenie und anthropometrischen Faktoren (BMI und/oder Körperumfänge) zeigen

ErstautorIn & Jahr	Land	Setting	Stich-pro-ben-größe	Instrumente zur Erkennung der Sarkopenie
Annweiler et al. 2010	Frankreich	eigene Wohnung	n = 739	Körperliche Performance: Ganggeschwindigkeit Muskelkraft: Quadrizeps-Muskelkraft
Brady et al. 2014	USA	eigene Wohnung	n = 94	Muskelmasse: DEXA Muskelkraft: Beinstrecker
Chung et al. 2013	Südkorea	eigene Wohnung	n = 2943	Muskelmasse: DEXA
Dretakis et al. 2010	Griechenland	eigene Wohnung	n = 48	Muskelkraft: Quadrizeps-Muskelkraft
Halil et al. 2014	Türkei	Pflegeheim	n = 711	Muskelkraft: Handkraft
Seo et al. 2013	Südkorea	eigene Wohnung	n = 1339	Muskelmasse: DEXA

In einer koreanischen Studie (Seo et al. 2013) wiesen sarkopene TeilnehmerInnen ebenfalls einen signifikant höheren BMI als auch Taillenumfang und Körperfettanteil auf als jene ohne bestehender Sarkopenie (definiert durch Muskelmasse – DEXA). Tabelle 5 zeigt alle Studien, welche einen positiven Zusammenhang zwischen Sarkopenie und anthropometrischen Parametern bestätigen.

3.3.2 Sarkopenie und Laborparameter

In 13 der 33 eingeschlossenen Studien wurde der Zusammenhang zwischen Sarkopenie und ernährungsrelevanten Laborparametern näher beleuchtet (siehe Tabelle 6). Zehn Publikationen berichten über die Assoziation des Vitamin D-Status mit Sarkopenie, vier Studien über Serumalbumin-Spiegel und Sarkopenie, eine Studie über den Ferritin-Status und Sarkopenie und eine Studie über allgemeine Laborparameter (Cholesterin, Triglyzeride) zur Bestimmung des Ernährungszustandes und der Assoziation mit Sarkopenie.

Grundsätzlich war ein Vitamin D-Mangel unter den StudienteilnehmerInnen weit verbreitet. Dabei lässt sich festhalten, dass die Anzahl der PatientInnen mit Vitamin D-Defizit mit fortschreitendem Alter und Gebrechlichkeit steigt. So konnte etwa in der amerikanischen „Health ABC Study" bei einem Drittel der relativ gesunden ProbandInnen ein Vitamin D-Mangel festgestellt werden (Houston et al. 2012) während in einer holländischen Studie an älteren, gebrechlichen Menschen dieser Anteil auf über 50% steigt (Tieland et al. 2013).

Fünf der zehn Studien zum Vitamin D konnten einen Zusammenhang zwischen Vitamin D-Mangel und einer bestehenden Sarkopenie aufzeigen, darunter fünf Studien mit großer Stichprobe (Chung et al. 2013, Seo et al. 2013, Tieland et al. 2013, Houston et al. 2012, Seo et al. 2012). Chung et al. (2013) berichten dabei sowohl von einer positiven Korrelation zwischen Vitamin D-Spiegeln und Muskelmasse als auch von einer positiven Assoziation zwischen Cholesterin und Triglyzeriden und der Muskelmasse.

In der Kohortenstudie „Health ABC Study" korrelierte der Vitamin D-Spiegel der TeilnehmerInnen signifikant mit allen Messungen der körperlichen Performance (Ganggeschwindigkeit, SPPB) und Muskelkraft (Beinpresse, Handkraft). Im Follow-up nach 4 Jahren verminderten sich die körperliche Performance sowie die Muskelkraft signifikant, diese Veränderungen konnten jedoch nicht mit den Vitamin D-Spiegeln zu Beginn der Studie assoziiert werden. PatientInnen mit niedrigen Vitamin D-Spiegeln zu Beginn der Studie nahmen somit nicht mehr an körperlicher Performance oder Muskelkraft ab als PatientInnen mit normalen Vitamin D-Werten (Houston et al. 2012).

In der Studie von Annweiler et al. (2013) waren die Ergebnisse nicht eindeutig. Während kein Zusammenhang zwischen dem Vitamin D-Status und der Muskelkraft (Quadrizeps Kraft) festgestellt werden konnte, wiesen jedoch PatientInnen mit schwerem Vitamin D-Mangel eine signifikant geringere Ganggeschwindigkeit auf.

Die restlichen vier Publikationen, welche sich mit Serum Vitamin D-Spiegeln und deren Zusammenhang mit Sarkopenie beschäftigten, konnten keine signifikanten Korrelationen aufzeigen (Figueiredo et al. 2014, Volpato et al. 2014, Mathei 2013, Dretakis et al. 2010).

Auch der Zusammenhang zwischen dem ernährungsrelevanten Laborparameter Albumin und Sarkopenie ist nach derzeitiger Studienlage nicht eindeutig nachzuweisen. Während Rondanelli et al. (2014) keine Assoziation berichten, wiesen sarkopene TeilnehmerInnen einer italienischen Studie signifikant niedrigere Albumin-Werte auf. In dieser Studie wurde die Muskelmasse jedoch ausschließlich durch den Oberarmumfang definiert (Gariballa & Alessa 2013). In einer weiteren Studie war der Zusammenhang zwischen Albumin und Sarkopenie beinahe signifikant (Volpato et al. 2014).

Eine Publikation beschäftigte sich mit dem Zusammenhang zwischen dem Ferritinstatus der PatientInnen und Sarkopenie. Es konnte gezeigt werden, dass eine bestehende Sarkopenie mit signifikant höheren Eisenwerten einhergeht. Ob hohe Serum-Ferritinspiegel eine primäre Ursache für Sarkopenie sind oder einen sekundären Effekt darstellen, konnte mit dieser Querschnittstudie nicht festgestellt werden (Kim et al. 2014).

Tabelle 6. Studien, welche Zusammenhänge zwischen Sarkopenie und ernährungsrelevanten Laborparametern berichten

ErstautorIn & Jahr	Setting	Stichprobengröße	Laborparameter	Ergebnis
Annweiler et al. 2010	zu Hause lebend	739	Vitamin D	Positiver Zusammenhang zw. Vit. D und körperlicher Performance, kein Zusammenhang zw. Vit. D und Muskelkraft
Chung et al. 2013	zu Hause lebend	2943	Vitamin D, Cholesterin, Triglyzeride	Positiver Zusammenhang zw. Vit. D und Muskelmasse, Positiver Zusammenhang zw. Cholesterin und Triglyzeriden und Muskelmasse
Dretakis et al. 2010	zu Hause lebend	48	Vitamin D	Kein Zusammenhang
Houston et al. 2012	zu Hause lebend	2641	Vitamin D	Positiver Zusammenhang zw. Vit. D und körperlicher Performance, positiver Zusammenhang zw. Vit. D und Muskelkraft
Figueiredo et al. 2014	zu Hause lebend	390	Vitamin D, Albumin	Kein Zusammenhang
Mathei et al. 2013	zu Hause lebend	367	Vitamin D	Kein Zusammenhang
Seo et al. 2012	zu Hause lebend	484	Vitamin D	positiver Zusammenhang zw. Vit. D und Muskelmasse
Seo et al. 2013	zu Hause lebend	1339	Vitamin D	positiver Zusammenhang zw. Vit. D und Muskelmasse
Tieland et al. 2013	zu Hause lebend	127	Vitamin D	positiver Zusammenhang zw. Vit. D und Muskelmasse, positiver Zusammenhang zw. Vit. D und körperlicher Performance
Gariballa et al. 2013	Krankenhaus	432	Albumin	positiver Zusammenhang zw. Albumin und Muskelmasse
Rondanelli et al. 2014	geriatrische Rehaklinik	259	Albumin	kein Zusammenhang
Volpato et al. 2014	zu Hause lebend	730	Vitamin D, Albumin	positiver Zusammenhang zw. Albumin und Muskelmasse (fast signifikant), kein Zusammenhang zw. Vit. D und Sarkopenie (EWGSOP)
Kim et al. 2014	zu Hause lebend	2332	Ferritin	negativer Zusammenhang zwischen Ferritin-Spiegel und Muskelmasse

3.3.3 Sarkopenie und Mangelernährungsscreening-Tools

Acht in die vorliegende Literaturübersicht eingeschlossene Studien verwendeten Screening-Tools, um den Ernährungszustand der TeilnehmerInnen zu evaluieren (MNA-SF, MNA-LF, SCREEN II). Sechs dieser Studien berichten in ihrer Ergebnisdarstellung explizit über den Zusammenhang zwischen den Ergebnissen des Screenings und einer bestehenden Sarkopenie (siehe Tabelle 7).

Alle Studien kamen dabei übereinstimmend zu dem Ergebnis, dass sarkopene Personen weniger Punkte in den Screening-Tools erreichten als nicht sarkopene Personen. TeilnehmerInnen mit Sarkopenie wiesen damit in allen Studien einen schlechteren Ernährungszustand auf und hatten ein erhöhtes Risiko für Mangelernährung bezugnehmend auf Screening-Instrumente (Alexandre et al. 2014, Smoliner, Sieber & Wirth 2014, Wu et al. 2014, Yaxley et al. 2012, Kaburagi et al. 2011, Wham et al. 2011).

Tabelle 7. Studien, welche Zusammenhänge zwischen Sarkopenie und den Ergebnissen von Screening-Tools berichten

ErstautorIn & Jahr	Setting	Stich-proben-größe	Screening-Tool	Ergebnis
Alexandre et al. 2014	zu Hause lebend	1149	MNA-LF	Sarkopene PatientInnen hatten weniger Punkte im MNA-LF
Smoliner et al. 2014	Kranken-haus	198	MNA-SF	Sarkopene PatientInnen hatten weniger Punkte im MNA-SF
Kaburagi et al. 2011	zu Hause lebend	130	MNA-LF	Sarkopene PatientInnen hatten weniger Punkte im MNA-SF
Wham et al. 2011	zu Hause lebend	108	SCREENII	Sarkopene PatientInnen hatten weniger Punkte im SCREEN II
Wu et al. 2014	zu Hause lebend	549	MNA-LF	Sarkopene PatientInnen hatten weniger Punkte im MNA-LF
Yaxley et al. 2012	ambulante Rehabili-tation	187	MNA-LF	Sarkopene PatientInnen hatten weniger Punkte im MNA-LF

3.3.4 Sarkopenie und Nahrungszufuhr

Sechs AutorInnen haben in ihren Arbeiten den Zusammenhang zwischen der Nahrungsaufnahme und Sarkopenie untersucht (siehe Tabelle 8). Als Messinstrument zur Bestimmung der Nahrungsaufnahme der letzten 24 Stunden bzw. drei Tage wurden Ernährungsfragebögen oder Ernährungstagebücher eingesetzt. In einer Studie wurde mit Hilfe des „Diet History Questionnaire" die Nahrungszufuhr der letzten 12 Monate abgefragt (Asp et al. 2012). Am häufigsten wurde über Assoziationen zwischen Proteinzufuhr oder Energiezufuhr und Sarkopenie berichtet.

Tabelle 8. Studien, welche Zusammenhänge zwischen Sarkopenie und Nahrungsaufnahme berichten

ErstautorIn & Jahr	Setting	Stich-proben-größe	Instrument zur Evaluierung der Nahrungsauf-nahme	Ergebnis
Asp et al. 2012	zu Hause lebend	142	Diet History Questionnaire DHQ (letzten 12 Monate)	Zusammenhang zw. Proteinzufuhr und Muskelmasse, Zusammenhang zw. Proteinzufuhr und Handkraft (jedoch nicht signifikant)
Geirsdottir et al. 2013	zu Hause lebend	237	Ernährungstagebuch (3 Tage)	Zusammenhang zw. Proteinzufuhr und Muskelmasse
Hwang et al. 2012	zu Hause lebend	2221	Ernährungsfragebogen (24 Stunden)	kein Zusammenhang zw. Proteinzufuhr und sarkopener Adipositas
Seo et al. 2013	zu Hause lebend	1339	Ernährungsfragebogen (24 Stunden)	Zusammenhang zw. Energiezufuhr und Muskelmasse, Zusammenhang zw. Kalziumzufuhr und Muskelmasse, kein Zusammenhang zw. Proteinzufuhr und Muskelmasse
Volpato et al. 2014	zu Hause lebend	730	Food Frequency Questionnaire für die "European prospective investigation into cancer and nutrition study"	kein Zusammenhang zw. Proteinzufuhr und Sarkopenie (EWGSOP), kein Zusammenhang zw. Energieaufnahme und Sarkopenie (EWGSOP)
Yu et al. 2014	zu Hause lebend	4000	Ernährungsfragebogen	kein Zusammenhang zw. Proteinaufnahme und Sarkopenie (EWGSOP)

Zwei Studien konnten zeigen, dass sarkopene Personen signifikant weniger Eiweiß zu sich nahmen als nicht sarkopene Personen (Asp et al. 2012, Geirsdottir et al. 2013). In vier anderen Studien konnte dieser Zusammenhang jedoch nicht signifikant nachgewiesen werden, darunter zwei Kohortenstudien mit sehr großer Probandenzahl (n = 4000 und n = 2221) (Volpato et al. 2014, Yu et al. 2014, Seo et al. 2013, Hwang et al. 2012).

Dass ältere Menschen mit hoher Energiezufuhr automatisch seltener an Sarkopenie leiden kann durch die vorliegende Literatur ebenfalls nicht eindeutig bestätigt werden. Zwei Publikationen haben diesen Zusammenhang untersucht und berichten widersprüchliche Ergebnisse (Volpato et al. 2014, Seo et al. 2013).

Aus der koreanischen KNHANES-Studie geht hervor, dass ein starker Zusammenhang zwischen Kalziumaufnahme und der Präsenz einer Sarkopenie besteht. Die tägliche Kalziumzufuhr korrelierte dabei stark mit der Muskelmasse, das heißt, je mehr Kalzium über die Nahrung zugeführt wurde, desto höher war auch der prozentuelle Anteil an Muskelmasse im Körper (Seo et al. 2013).

3.3.5 Sarkopenie und der Appetit älterer Menschen (Altersanorexie)

Drei Studien haben sich mit dem Zusammenhang von Altersanorexie und Sarkopenie beschäftigt. In allen drei Publikationen wurde Anorexie durch verminderten Appetit bzw. darauffolgende verminderte Nahrungsaufnahme definiert. In Tabelle 9 sind die Ergebnisse dieser Studien übersichtlich dargestellt.

Die Stichprobe von Landi et al. (2013) setzt sich aus Personen zusammen, welche 80 Jahre oder älter sind (n = 354). Die TeilnehmerInnen repräsentieren somit eine geriatrische PatientInnenklientel. Von allen anorektischen PatientInnen waren 46,6% auch sarkopen, während von den nicht anorektischen ProbandInnen nur 24,5% an Sarkopenie litten. In weiterer Folge konnte eine signifikante direkte Assoziation zwischen Anorexie und Sarkopenie beobachtet werden. Diese Ergebnisse unterstreichen die Annahme, dass Altersanorexie und damit Mangelernährung direkt mit dem Bestehen einer Sarkopenie korreliert (Landi et al. 2013).

In einer kleineren Stichprobe konnten Yaxley et al. (2012) ähnliche Ergebnisse erzielen. Alle Personen mit Anorexie waren in dieser Stichprobe auch gleichzeitig sarkopen. Eine weitere kleinere Studie kommt zu nicht ganz eindeutigen Ergebnissen.

Es konnte zwar ein signifikanter Zusammenhang zwischen Appetit und Handkraft sowie Funktionalität (Aktivitäten des täglichen Lebens) beobachtet werden, jedoch keine signifikante Korrelation zwischen Appetit und Muskelmasse (Mohamad et al. 2010).

Tabelle 9. Studien, welche Zusammenhänge zwischen Sarkopenie und Altersanorexie berichten

ErstautorIn & Jahr	Setting	Stich-proben-größe	Methode zur Erhebung des Appetits	Ergebnisse
Landi et al. 2013	zu Hause lebend	354	Zwei Fragen zur Anorexie: 1) Nahrungsaufnahme und 2) Appetit (eines von beiden musste vermindert sein)	Positiver Zusammenhang zw. Anorexie und Sarkopenie
Mohamad et al. 2010	zu Hause lebend	112	Council on Nutrition Appetite Questionnaire (CNAQ), Diet History Questionnaire (DHQ)	Positiver Zusammenhang zw. Appetit und Handkraft, kein Zusammenhang zw. Appetit und Muskelmasse
Yaxley et al. 2012	ambulante Rehabilitation	187	Council on Nutrition Appetite Questionnaire (CNAQ)	Positiver Zusammenhang zw. Anorexie und Sarkopenie (Muskelmasse & Muskelkraft)

3.4 Prävalenzunterschiede in Bezug auf Geschlecht, Alter und Komorbiditäten

Ein Großteil der Studien, welche der vorliegenden Literaturübersicht als Grundlage dienen, konnte keine signifikanten Unterschiede in der Prävalenz der Sarkopenie zwischen den Geschlechtern aufzeigen. Es gibt zwar einige Arbeiten, die älteren Männern ein höheres Risiko für die Entstehung einer Sarkopenie attestieren (Halil et al. 2014, Rondanelli et al. 2014, Smoliner, Sieber & Wirth 2014, Landi et al. 2012), jedoch stellten andere AutorInnen wiederum das Gegenteil fest und zeigten höhere Prävalenzzahlen bei Frauen (Wu et al. 2014, Volpato et al. 2014). Die Ergebnisse der Publikation mit der größten Stichprobe deuten darauf hin, dass Männer ab einem gewissen Alter (über 85 Jahre) ein höheres Risiko haben eine Sarkopenie zu entwickeln als gleichaltrige Frauen (Yu et al. 2014).

Grundsätzlich lässt sich festhalten, dass die Prävalenz der Sarkopenie mit fortschreitendem Alter steigt. Dies konnte in beinahe allen Studien festgestellt werden. Bezugnehmend auf Komorbiditäten konnte in einigen eingeschlossenen Publikationen ein vorhergehender Schlaganfall bzw. zerebrovaskuläre Ereignisse als unabhängige Risikofaktoren für Sarkopenie eingestuft werden (Yu et al. 2014, Landi et al. 2012). Begründet wird diese Tatsache unter anderem damit, dass PatientInnen mit zerebrovaskulären Ereignissen mit Aktivitätseinschränkungen konfrontiert sind und dies wiederum zu Muskelatrophie und neuromuskulären Veränderungen führt (Yu et al. 2014). Im Pflegeheim-Setting wird auch eine bestehende Demenz (Landi et al. 2012) bzw. koronare Herzkrankheit (Halil et al. 2014) mit Sarkopenie assoziiert. Eine bestehende chronische obstruktive Lungenerkrankung (COPD) scheint das Risiko für Sarkopenie ebenfalls zu erhöhen (Yu et al. 2014, Landi et al. 2012). In diesem Fall gehen die AutorInnen davon aus, dass die stattfindenden Entzündungsprozesse im Körper zu einem progressiven Verlust von Muskelmasse und damit zur Sarkopenie führen (Yu et al. 2014). Die Anzahl an bestehenden Komorbiditäten scheint keine große Rolle zu spielen (Landi et al. 2012).

3.5 Prävalenzunterschiede in Bezug auf das Setting

Zwei Studien, welche in die Ergebnisdarstellung dieses Literaturreviews einfließen, wurden in Pflegeheimen durchgeführt. Aufgrund der unterschiedlich gewählten Instrumente zur Erkennung der Sarkopenie gestaltet sich ein Vergleich dieser beiden Arbeiten schwierig. Halil et al. (2014) definierten Sarkopenie ausschließlich durch eine verringerte Handkraft während Landi et al. (2012) die Kriterien der EWGSOP anwendeten. Das Resultat sind sich stark unterscheidende Prävalenzzahlen (32,8% bei Landi et al. vs. 68% bei Halil et al.) wobei beide Publikationen höhere Prävalenzzahlen für Männer zeigen.

Zum Zusammenhang der Sarkopenie mit dem Ernährungszustand (definiert durch BMI) differieren die Ergebnisse beider Studien. In der Stichprobe von Landi et al.

(2012) wurde ein BMI unter 21 kg/m^2 als Risikofaktor für Sarkopenie identifiziert. Im Gegensatz dazu zeigten Halil et al. (2014) eine höhere Prävalenz der Sarkopenie bei adipösen BewohnerInnen.

Auch aus dem Akutbereich konnten zwei Studien in die vorliegende Literaturarbeit miteingeschlossen werden, eine aus Großbritannien (Gariballa & Alessa 2013) und eine aus Deutschland (Smoliner, Sieber & Wirth 2014). In beiden Arbeiten konnte gezeigt werden, dass sarkopene PatientInnen im Krankenhaus einen schlechteren Ernährungszustand aufweisen als nicht sarkopene PatientInnen. Dies gilt sowohl in Zusammenhang mit dem BMI als auch mit dem MNA-SF und dem Laborwert Albumin. In der Studie von Gariballa & Alessa (2013) waren 62% (13/21) der Untergewichtigen (BMI < 18,5) sarkopen, 13% (22/174) der Normalgewichtigen (BMI 18,5-24,9), jedoch nur 2% (4/199) der Übergewichtigen (BMI ≥ 25). Außerdem wiesen sarkopene PatientInnen signifikant niedrigere Albuminwerte auf als jene ohne Sarkopenie ($p < 0,05$).

Zu ähnlichen Ergebnissen kommt die einzige Studie, welche im Setting einer ambulanten Rehabilitation durchgeführt wurde. Auch dort konnte nachgewiesen werden, dass sarkopene Personen einen schlechteren Ernährungszustand haben. Für den Zusammenhang zwischen Sarkopenie und Albuminwerten gab es jedoch keine signifikanten Ergebnisse. Adipositas hob jedoch den Effekt einer Sarkopenie auf und scheint als Rolle eines Mediators zu fungieren (Rondanelli et al. 2014).

4 Diskussion

Der vorliegende systematische Literaturreview ist nach Wissensstand der Autorin der erste, welcher explizit die Zusammenhänge zwischen Sarkopenie und dem Ernährungszustand älterer Menschen näher beleuchtet. Ziel war es, den aktuellen Stand der wissenschaftlichen Literatur zu diesem Thema darzustellen, zu vergleichen und zu diskutieren sowie daraus Rückschlüsse für die Durchführung weiterer wissenschaftlicher Arbeiten als auch für die Pflegepraxis zu ziehen. In diesem Kapitel sollen nun nachstehend die Hauptergebnisse zusammengefasst und Unterschiede, Widersprüche und Schwierigkeiten bei der Interpretation diskutiert werden.

Methodologische Qualität der eingeschlossenen Studien

Die bewerteten Studien mussten im Rahmen der Beurteilung mittels STROBE-Checkliste mindestens 14 Punkte von 22 möglichen Punkten erreichen, um in die vorliegende Arbeit miteingeschlossen zu werden. Somit weisen alle 33 Publikationen eine gute Qualität auf. Die dieser Arbeit zu Grunde liegenden Publikationen unterscheiden sich dennoch hinsichtlich qualitativer Eigenschaften. Fünf Studien erreichten bei der Bewertung durch die STROBE-Checkliste nur knapp die geforderten 14 Punkte (Brady et al. 2014, Halil et al. 2014, Queiroz et al. 2014, Kaburagi et al. 2011, Dretakis et al. 2010). Vier Studien überzeugten hingegen mit 19 oder mehr Punkten (Alexandre et al. 2014, Landi et al. 2013, Houston et al. 2012, Delmonico et al. 2009) (siehe Tabelle 1).

In der Beurteilung des Titels sowie der Einleitung erreichten alle eingeschlossenen Studien eine hohe Punktzahl. Der Methodenteil wies bei manchen Studien Defizite auf. Häufig fehlte eine ausführliche Beschreibung des Studiendesigns sowie der StudienteilnehmerInnen. Auf die Ermittlung der Stichprobengröße wurde in keiner einzigen Studie eingegangen. Außerdem beschrieben nur wenige AutorInnen, welche Bias auftreten könnten bzw. was unternommen wurde, um möglichen Ursachen von Bias zu begegnen.

Die Darstellung der Ergebnisse wurde großteils gut umgesetzt. Die Beurteilung der Diskussion zeigte auf, dass einige AutorInnen die Übertragbarkeit der Studienergebnisse (externe Validität) nicht diskutierten. In manchen Studien wurden die Finanzierung der Studie bzw. etwaige Interessenskonflikte nicht angesprochen.

Jene Studien, welche in der Bewertung durch die STROBE-Checkliste nur wenig Punkte erreichten, enthielten unzureichende Informationen zu diversen Items. Dies impliziert nicht unbedingt automatisch, dass die Studienqualität bei all diesen Publikationen gering ist, sondern dass aufgrund fehlender Informationen in den Artikeln eine Nachvollziehbarkeit in Bezug auf die Vorgehensweise und die Ergebnisse nicht in allen Punkten gewährleistet ist.

Studiencharakteristika

Zu den Charakteristika der in die vorliegende Literaturarbeit einbezogenen Studien kann festgehalten werden, dass es eine Häufung von wissenschaftlichen Publikationen seit 2012 zum behandelten Thema gibt. Die meisten Studien sind hochaktuell aus dem Jahr 2014, was auf eine steigende Aufmerksamkeit am geriatrischen Syndrom Sarkopenie seitens der Wissenschaft hindeutet. Die Studien werden zum Großteil in wissenschaftlichen, geriatrischen Journals veröffentlicht. Obwohl das Thema Sarkopenie auch für die Pflege von großer Bedeutung ist, wurden Forschungsergebnisse bisher kaum in pflegewissenschaftlichen Journals publiziert.

Die Studien, welche dem vorliegenden Literaturreview als Grundlage dienen, stammen aus 18 verschiedenen Ländern und fünf Kontinenten. Somit beschäftigen sich WissenschaftlerInnen fast aller Kontinente mit dem Thema der Sarkopenie. Die im Ergebnisteil dargestellten Daten stammen vor allem von zu Hause lebenden älteren Menschen. Es konnten verhältnismäßig wenige Studien aus dem Krankenhaus-Setting oder aus Langzeitpflegeeinrichtungen identifiziert werden. Diese Tatsache weist darauf hin, dass die Aufmerksamkeit bisher fast ausschließlich auf den ambulanten Bereich gerichtet wurde. Im stationären Bereich sowie in der Langzeitpflege scheint Sarkopenie derzeit noch nicht die notwendige Beachtung zu finden.

Vergleichbarkeit der Studien

Ein großes Problem in Bezug auf die Durchführung von wissenschaftlichen Studien zum Thema Sarkopenie ist die fehlende allgemeingültige Definition derselben (Cruz-Jentoft et al. 2010). Durch die Anwendung unterschiedlicher Definitionen ist es schwierig, die Ergebnisdaten der einzelnen Studien miteinander zu vergleichen. In einigen Studien wurde Sarkopenie ausschließlich durch verminderte Muskelmasse definiert, in anderen durch verminderte Muskelkraft oder verminderte körperliche Performance und in wieder anderen durch eine Kombination mehrerer Parameter. Da sich ExpertInnen einig sind, dass eine geringe Muskelmasse alleine das klinische Syndrom der Sarkopenie nur unzureichend erklären kann, haben Arbeitsgruppen in den letzten Jahren Konsensus-Definitionen entwickelt (Morley 2012).

Die in geriatrisch, wissenschaftlichen Kreisen anerkannte Definition der EWGSOP (siehe Kapitel 1.2.2) wird jedoch eher selten angewendet. Lediglich sieben der 33 bewerteten Studien berücksichtigten diese Definition und sind daher miteinander vergleichbar. Obwohl die Definition bereits 2010 veröffentlicht wurde, stammt der Großteil der Studien, welche diese Definition heranzogen, aus dem Jahr 2014. Dies ist ein Hinweis darauf, dass sich die Definition in den letzten Jahren durchgesetzt hat und möglicherweise auch zukünftig vermehrt Anwendung finden wird. Wenngleich die EWGSOP-Definition von einer europäischen Arbeitsgruppe entwickelt wurde, stammen die AutorInnen der Arbeiten mit dieser Definition aus mehreren Kontinenten (Südamerika, Asien, Europa).

Die sich schwierig gestaltende Vergleichbarkeit der Studien aufgrund unterschiedlicher Definitionen setzt sich in der Anwendung verschiedener Instrumente fort. Zur Erkennung der Sarkopenie wurden insgesamt 13 Instrumente verwendet. Für die Feststellung der Muskelmasse wurden in den 33 Studien sechs verschiedene Instrumente angewendet (Anthropometrie, BIA, CT, DEXA, Ultraschall, Formel nach Lee), zur Evaluierung der Muskelkraft drei (Handkraft, Quadrizeps-Kraft, Beinstrecker) und zur Beurteilung der körperlichen Performance vier (SPPB, Ganggeschwindigkeit, TUG, LAPAQ) (siehe Tabelle 2). Dieser Umstand führt dazu, dass die 33 Studien kaum miteinander vergleichbar sind und die Ableitung allgemeingültiger Aussagen nur schwer möglich ist.

Auch die ProbandInnen der Studien, auf dessen Basis diese Arbeit entstanden ist, ergeben kein homogenes Bild. Ein Großteil der AutorInnen haben ältere Menschen ab einem Alter von 60 oder 65 Jahre eingeschlossen, nur ein paar wenige haben sich auf Hochaltrige (über 75 oder 80 Jahre) spezialisiert (Smoliner, Sieber & Wirth 2014, Landi et al. 2013, Mathei et al. 2013, Wham et al. 2011, Annweiler et al. 2010). In einigen Studien kam es daher unter den ProbandInnen zu enorm großen Altersunterschieden von über 30 Jahren (Brady et al. 2014, Geirsdottir et al. 2013). Nur in einer Studie wurden die StudienteilnehmerInnen nach Alter in zwei Gruppen geteilt und eine Analyse für Personen von 65-74 Jahren durchgeführt sowie zusätzlich eine Subgruppen-Analyse für Personen ab 75 (Kaburagi et al. 2011). Die Vermutung liegt nahe, dass sich die Ergebnisse „Junger Alter" von jenen der „Hochaltrigen" unterscheiden. Es ist bekannt, dass mit steigendem Alter die Multimorbidität, die Anzahl der eingenommenen Medikamente sowie die Pflegeabhängigkeit ansteigen. Auch das Risiko für eine Mangelernährung erhöht sich mit fortschreitendem Alter. Aus diesem Grund stellen ältere Menschen eine inhomogene Gruppe dar, die sinnvollerweise in „Junge Alte" und „Hochaltrige" geteilt werden sowie getrennt betrachtet und analysiert werden muss.

Zusätzlich ist zu erwähnen, dass die Stichproben der vorliegenden Literatur zum Großteil aus sehr gesunden älteren Menschen bestehen und teilweise PatientInnen aus Langzeitpflegeeinrichtungen von vornherein ausgeschlossen wurden (Gariballa & Alessa 2013). Dies impliziert die Tatsache, dass fast ausschließlich Studienergebnisse für zu Hause lebende SeniorInnen verfügbar sind, die üblicherweise einen besseren Gesundheitszustand aufweisen als institutionalisierte ältere Menschen (siehe Kapitel 1.1). Möglicherweise würden sich die Studienergebnisse unterscheiden, wenn auch kranke und schwer pflegeabhängige Menschen in die Studien miteinbezogen worden wären.

Beobachtete Unterschiede

Unterschiede in der Prävalenz der Sarkopenie zwischen den Geschlechtern konnten auf Grundlage der eingeschlossenen Studien nicht eindeutig nachgewiesen werden. Dazu sind die Ergebnisse zu widersprüchlich. Es kann jedoch angenommen werden, dass es im höheren Alter (ab 85 Jahren) eine erhöhte Prävalenz bei

Männern gibt. Diese Annahme unterstützen die beiden Pflegeheim-Studien, deren ProbandInnen älter waren als in anderen Studien (Halil et al. 2014, Landi et al. 2012) und von einem erhöhten Risiko bei Männern berichten. Es lässt sich somit festhalten, dass Sarkopenie ein geriatrisches Syndrom darstellt, welches sowohl Männer als auch Frauen betrifft. Für die Pflegepraxis bedeutet dies, dass die Aufmerksamkeit der Pflegepersonen in Bezug auf Sarkopenie auf beide Geschlechter gleichermaßen gerichtet werden muss.

Grundsätzlich steigt die Prävalenz der Sarkopenie mit höherem Alter, und zwar in allen Settings. In Langzeitpflegeeinrichtungen scheint es höhere Prävalenzzahlen zu geben als bei zu Hause lebenden Älteren bzw. im Akutspital. Aktuelle und aussagekräftige Daten aus der Langzeitpflege und dem Krankenhaus-Setting sind nur in sehr geringem Ausmaß verfügbar.

Zusammenhänge zwischen Sarkopenie und dem Ernährungszustand

Bei näherer Betrachtung der vorliegenden Literatur kann nicht eindeutig bestätigt werden, dass Sarkopenie immer mit einem schlechten Ernährungszustand einhergeht.

Wenn ausschließlich jene Studien analysiert werden, die den Zusammenhang zwischen Sarkopenie und anthropometrischen Daten (meist BMI) näher beleuchten, gibt es 12 Studien, die von einer erhöhten Sarkopenie-Prävalenz bei Untergewichtigen sprechen (siehe Tabelle 4). Gegensätzlich dazu gibt es sechs Publikationen, die das Gegenteil feststellen konnten (siehe Tabelle 5). Die AutorInnen dieser Studien zeigten, dass Übergewicht bei sarkopenen PatientInnen häufiger ist als Untergewicht. Es lässt sich demnach festhalten, dass die Mehrheit der Studien über einen niedrigen BMI bei sarkopenen PatientInnen berichten bzw. untergewichtige Personen im Umkehrschluss ein höheres Risiko für Sarkopenie aufweisen.

Es kann unter Berücksichtigung der vorliegenden Ergebnisse angenommen werden, dass sarkopene Adipositas existent und in westlichen Ländern nicht selten ist. Hauptsächlich scheint jedoch die Problematik vordergründig, dass eine bestehende Sarkopenie mit einem schlechten Ernährungszustand bzw. niedrigem Gewicht einhergeht. Normalgewicht und damit ein gesundes Ausgangsgewicht im Alter scheint in jeder Hinsicht die beste Voraussetzung zu sein, keine Sarkopenie zu entwickeln bzw. Muskelmasse, Muskelkraft und körperliche Performance aufrecht zu erhalten (Brady et al. 2014).

Zusätzlich scheint es einen engen Zusammenhang zwischen Altersanorexie (definiert durch Appetit) und Sarkopenie zu geben. Appetitlosigkeit und damit einhergehende verminderte Nahrungsaufnahme ist somit eng mit einer bestehenden Sarkopenie in Verbindung zu bringen (Landi et al. 2013, Yaxley et al. 2012, Mohamad et al. 2010).

Auch der Zusammenhang zwischen den Ergebnissen von Mangelernährungsscreening-Tools und Sarkopenie ist überzeugend. Alle sechs Studien, welche in den vorliegenden Literaturreview einbezogen wurden und ein Screening-Tool anwendeten, berichten die gleichen Ergebnisse (siehe Tabelle 8): Sarkopene PatientInnen erreichten demnach immer ein schlechteres Ergebnis im Mangelernährungsscreening als nicht sarkopene PatientInnen. Die Erklärung könnte darin liegen, dass Screening-Tools das Mangelernährungs-Risiko nicht ausschließlich durch einen einzelnen Parameter beurteilen (wie zum Beispiel dem BMI oder Laborwerten wie dem Serum-Albumin). Sie kombinieren mehrere Faktoren und umfassen auch meist Fragen nach dem Gewichtsverlust der letzten Monate bzw. nach der derzeitigen Nahrungszufuhr und den aktuellen Diagnosen der PatientInnen (Kondrup et al. 2003). Es kann daher festgehalten werden, dass ein schlechter Ernährungszustand und Sarkopenie bei einem Großteil der Betroffenen gleichzeitig vorliegen. Die Ergebnisse von Screening-Tools zur Mangelernährung scheinen in diesem Zusammenhang besser mit bestehender Sarkopenie zu korrelieren als einzelne Parameter (Kyle et al. 2003, Gallagher et al. 1996).

In Bezug auf Vitamin D-Spiegel älterer Menschen und dem Zusammenhang mit Sarkopenie gibt es divergente Ergebnisse. Alle großangelegten Querschnittstudien mit meist über 2000 ProbandInnen berichten jedoch, dass sarkopene PatientInnen gleichzeitig niedrige Vitamin D-Spiegel aufweisen (Kim et al. 2014, Chung et al. 2013, Seo et al. 2013, Houston et al. 2012). Die Ergebnisse dieser Studien sind höher zu bewerten als jene kleinerer Studien, weshalb ein negativer Zusammenhang zwischen Vitamin D-Spiegel älterer Menschen und Sarkopenie als sehr wahrscheinlich gilt.

Dass eine niedrige Proteinzufuhr mit bestehender Sarkopenie zu assoziieren ist, konnte lediglich in zwei von sechs Studien nachgewiesen werden. Die vordergründige Problematik besteht bei dieser Art von Studien vor allem in der wahrheitsgemäßen Erfassung der Nahrungszufuhr. Die Nährstoffaufnahme wird häufig mit Hilfe von Ernährungsfragebögen erhoben. Dabei wird die Nahrungsaufnahme der letzten 24 Stunden oder der letzten drei Tage abgefragt. Es ist bekannt, dass StudienteilnehmerInnen mit dieser Erhebungsmethode ihre Nahrungsaufnahme häufig über- oder unterschätzen. Auch die Erhebung der Nahrungszufuhr mittels Ernährungstagebuch gestaltet sich schwierig, da in manchen Fällen einige Speisen oder Speisenkomponenten nicht dokumentiert werden bzw. zu große oder zu kleine Mengen dokumentiert werden. Mit dieser Methodik signifikante Ergebnisse zu erzielen gestaltet sich demnach schwierig. Daher ist es nicht verwunderlich, dass auch in den dieser Arbeit zu Grunde liegenden Studien nur wenige signifikante Zusammenhänge aufgezeigt werden konnten (Yu et al. 2014, Yaxley et al. 2012).

Da die Skelettmuskelmasse hauptsächlich aus Proteinen aufgebaut ist und die Muskelproteinsynthese durch Nahrungsprotein stimuliert werden kann, ist jedoch davon auszugehen, dass diese Assoziationen existent sind. Eine Publikation der Health, Aging and Body Composition Study Amsterdam, welche nicht in diese Arbeit miteinbezogen wurde, da sie bereits im Jahr 2008 veröffentlicht wurde, bestätigt beispielsweise diese Annahme (Houston et al. 2008).

5 Implikationen für Forschung und Praxis

5.1 Implikationen für die Forschung

Die Analyse der Studien, welche dem vorliegenden systematischen Literaturreview als Grundlage dienen, bringt einige Implikationen für weitergehende Forschungsprojekte mit sich. Im Besonderen sollen zukünftige wissenschaftliche Arbeiten folgende Punkte berücksichtigen:

- Die Verwendung einheitlicher Definitionen (z.B. EWGSOP) ist fundamental, um die Vergleichbarkeit und Aussagekraft von Studien zu erhöhen.
- Die Verwendung einheitlicher Instrumente und Formeln zur Erkennung und Bestimmung der Sarkopenie ist maßgeblich für die Generierung vergleichbarer Daten.
- Aussagekräftige Daten zur Sarkopenie im Akutbereich (z.B. geriatrisches Krankenhaus) sowie in Langzeitpflegeeinrichtungen sind notwendig.
- Da ältere Menschen eine sehr inhomogene Gruppe darstellen sollte die Auswertung der Ergebnisse für „junge Alte" und „Hochaltrige" separat erfolgen bzw. sollten AutorInnen die Stichproben enger definieren.
- Die derzeitige demografische Entwicklung zeigt, dass die Gruppe der „Hochaltrigen" in den letzten Jahren und Jahrzehnten enorm gewachsen ist und auch zukünftig weiter zunehmen wird. Daher sollten auch vermehrt Studien durchgeführt werden, welche diese PatientInnengruppe adressieren.
- Es sollten vermehrt Interventionsstudien zum Ernährungszustand bzw. zur Protein- und Energiezufuhr in Zusammenhang mit Sarkopenie durchgeführt werden, um evidenzbasierte Interventionen für die Praxis ableiten zu können.

5.2 Implikationen für die Pflegepraxis

Die Folgen einer Sarkopenie haben direkte Auswirkungen auf den täglichen Alltag von Pflegepersonen. Mobilitätseinschränkungen, erhöhtes Sturz- und Frakturrisiko und damit Einschränkungen in den Aktivitäten des täglichen Lebens sind Faktoren, welche die pflegerische Arbeit in hohem Maße beeinflussen. Auch eine erhöhte Krankheitshäufigkeit- bzw. Dauer und damit der Verlust an Unabhängigkeit und Lebensqualität der einzelnen PatientInnen hat Einfluss auf die Pflegepraxis.

Der nachweisliche Zusammenhang zwischen Muskelmasse, Muskelkraft und körperlicher Performance und dem Ernährungszustand älterer Menschen bringt klinische Implikationen in Bezug auf die Therapie mit sich. Da sich laut vorliegender Literatur sowohl Untergewicht als auch hohes Übergewicht/Adipositas nachteilig hinsichtlich der Entstehung einer Sarkopenie auswirken, ist es von besonderer Wichtigkeit in allen Settings auf einen guten und ausgewogenen Ernährungszustand der PatientInnen zu achten (Landi et al. 2013, Brady et al. 2014). Ernährungstherapie und ernährungsmedizinische Interventionen müssen neben Bewegung zur wichtigsten Behandlungsoption zählen (Landi et al. 2013).

Da Pflegepersonen in ständigem Kontakt mit PatientInnen bzw. BewohnerInnen stehen, sind diese meist die ersten, welche Defizite in der Ernährung bzw. erste Anzeichen einer Sarkopenie bemerken können. Neben DiaetologInnen und ErnährungsmedizinerInnen, welche für die Planung, Umsetzung und Evaluierung ernährungstherapeutischer Interventionen zuständig sind, nehmen daher auch Pflegepersonen einen fundamentalen Platz in der Erkennung einer Sarkopenie aber auch in der Umsetzung der ernährungsmedizinischen Interventionen ein.

Wie großangelegte Kohortenstudien zeigen, kann ein adäquater Ernährungszustand zur Vermeidung bzw. Reversion einer Sarkopenie in hohem Maße beitragen (Yu et al. 2014, Seo et al. 2013). Um die Wirksamkeit spezifischer ernährungsmedizinischer Interventionen zu beurteilen und mehr über dieses geriatrische Syndrom und dessen Therapie in der (Pflege)praxis zu erfahren müssen weitere – auch interventionelle – Studien durchgeführt werden. Ein systematischer Review aus dem Jahr 2013 konnte bereits erste positive Effekte von Zusatznahrungen auf eine Sarkopenie bei älteren Menschen nachweisen (Malafarina et al. 2013).

Von besonderer Relevanz ist daher die Schulung, Anleitung und Aufklärung von Pflegepersonal zur Thematik der Sarkopenie sowie dem Zusammenhang mit dem Ernährungszustand. Nur wenn sich Pflegepersonen bewusst sind, welche Auswirkungen und Folgen ein unzureichender Ernährungszustand auf die Pflegepraxis haben kann und welche Implikationen sich daraus für die Entstehung und Behandlung einer Sarkopenie ergeben, können Interventionen im täglichen Pflegealltag erfolgreich sein.

6 Stärken und Limitationen der Arbeit

Die besondere Stärke des vorliegenden Literaturreviews stellt die systematische Vorgehensweise dar. Zwei Personen (DE und SE) führten unabhängig voneinander die umfassende Literaturrecherche durch. Auch die Bewertung der methodologischen Qualität der eingeschlossenen Studien wurde von zwei Personen unabhängig voneinander durchgeführt und bei Unstimmigkeiten die Stärken und Schwächen der einzelnen Studien diskutiert bis ein Konsens erreicht werden konnte. Diese Vorgehensweise erhöht die Objektivität der vorliegenden Arbeit.

Als Limitation muss an dieser Stelle angeführt werden, dass die Literaturrecherche ausschließlich auf deutschsprachige und englischsprachige Publikationen beschränkt war. Eine Schwäche der eingeschlossenen Studien ist, dass diese ausschließlich Beobachtungsstudien sind. Damit können zwar Zusammenhänge aufgezeigt werden, jedoch keine Kausalitäten bzw. können keine Rückschlüsse auf Therapieoptionen gezogen werden. Eine Beschränkung auf Beobachtungsstudien wurde deshalb durchgeführt, da diese besonders geeignet sind Zusammenhänge aufzuzeigen. Eine Einbeziehung von Studien aller Studiendesigns hätte den Rahmen der vorliegenden Masterarbeit überschritten.

Da die AutorInnen der einzelnen Studien viele unterschiedliche Definitionen bzw. Instrumente zur Erkennung der Sarkopenie eingesetzt haben, können die Ergebnisse nur begrenzt gegenübergestellt und verglichen werden. Auch können aus diesem Hintergrund heraus, wie bereits erwähnt, keine allgemeingültigen Aussagen getroffen werden. Für zukünftige Projekte ist es deshalb vernünftig anzudenken, nur solche Studien einzubeziehen, die ähnliche Definitionen und Instrumente zur Erkennung der Sarkopenie zu Grunde legen.

7 Conclusio

Auch wenn die Ergebnisse der Studien, welche diesem systematischen Literaturre-view zu Grunde liegen, nicht ohne Widersprüche sind, kann dennoch festgehalten werden, dass ein Zusammenhang zwischen Sarkopenie und dem Ernährungszu-stand älterer Menschen besteht. Vordergründig scheint die Problematik der Man-gelernährung in Kombination mit Sarkopenie zu sein. Zwar ist die sarkopene Adipo-sitas ein in westlichen Ländern auftretendes Phänomen, die Mehrheit der Studien zeigt jedoch, dass Sarkopenie vor allem mit Mangelernährung oder Unterernährung assoziiert ist. Ein guter Ernährungszustand und in diesem Zusammenhang die Auf-rechterhaltung eines normalen Körpergewichtes nimmt daher bei älteren Menschen einen besonders hohen Stellenwert ein, wenn es um die Prävention und Therapie einer Sarkopenie geht.

Zusammenfassend bleibt festzuhalten, dass es sinnvoll und notwendig ist, sich bei der Durchführung von Studien zum Thema Sarkopenie an international anerkannten Diagnose-Kriterien zu orientieren. Nur so können eine Vergleichbarkeit der Daten sowie die Formulierung allgemeingültiger Aussagen gewährleistet werden.

8 Literaturverzeichnis

Abe, T, Loenneke, JP & Fukunaga, T 2014, "Interrelationships between body mass to waist circumference ratio, body mass index, and total body muscularity in older women", Journal of Clinical Gerontology and Geriatrics, vol. 5, no. 2, pp. 58-60.

AKE, ÖGGG & Verband der Diätologen Österreichs 2010, "Konsensusstatement Geriatrie. Empfehlungen für die Ernährung des älteren Menschen in der Langzeitpflege, Wien.

Alexandre, TDS, Duarte, YADO, Santos, JLF, Wong, R & Lebrao, ML 2014, "Prevalence and associated factors of sarcopenia among elderly in Brazil: Findings from the sabe study", Journal of Nutrition, Health and Aging, vol. 18, no. 3, pp. 284-290.

Alley, DE, Koster, A, Mackey, D, Cawthon, P, Ferrucci, L, Simonsick, EM, Yu, B, Hardy, S, Goodpaster, B, Sarkisian, C, Houston, DK, Kritchevsky, SB, Cummings, S, Lee, JS, Tylavsky, FA, Newman, A & Harris, T 2000, "Hospitalization and change in body composition and strength in a population-based cohort of older persons", Journal of the American Geriatrics Society, vol. 58, no. 11, pp. 2085-2091.

Annweiler, C, Schott, AM, Montero-Odasso, M, Berrut, G, Fantino, B, Herrmann, FR & Beauchet, O 2010, "Cross-sectional association between serum vitamin D concentration and walking speed measured at usual and fast pace among older women: the EPIDOS study", Journal of Bone and Mineral Research, vol. 25, no. 8, pp. 1858-1866.

Arango-Lopera, VE, Arroyo, P, Gutierrez-Robledo, LM, Perez-Zepeda, MU & Cesari, M 2013, "Mortality as an adverse outcome of sarcopenia", The Journal of Nutrition, Health and Aging, vol. 17, no. 3, pp. 259-262.

Asp, ML, Richardson, JR, Collene, AL, Droll, KR & Belury, MA 2012, "Dietary protein and beef consumption predict for markers of muscle mass and nutrition status in older adults", Journal of Nutrition, Health and Aging, vol. 16, no. 9, pp. 784-790.

Bahat, G, Saka, B, Tufan, F, Akin, S, Sivrikaya, S, Yucel, N, Erten, N & Karan, MA 2010, "Prevalence of sarcopenia and its association with functional and nutritional status among male residents in a nursing home in Turkey", Aging Male, vol. 13, no. 3, pp. 211-214.

Bahat, G, Tufan, F, Bahat, Z, Aydin, Y, Tufan, A, Akpinar, TS, Erten, N & Karan, MA 2013, "Assessments of functional status, comorbidities, polypharmacy, nutritional status and sarcopenia in Turkish community-dwelling male elderly", Aging Male, vol. 16, no. 2, pp. 67-72.

Baumgartner, RN, Koehler, KM, Gallagher, D, Romero, L, Heymsfield, SB, Ross, RR, Garry, PJ & Lindeman, RD 1998, "Epidemiology of sarcopenia among the elderly in new mexico", American Journal of Epidemiology, vol. 147, no. 8, pp. 755-763.

Benton, MJ, Wagner, CL & Alexander, JL 2010, "Relationship between body mass index, nutrition, strength, and function in elderly individuals with chronic obstructive pulmonary disease", Journal of Cardiopulmonary Rehabilitation and Prevention, vol. 30, no. 4, pp. 260-263.

Berrington de Gonzales, A, Harge, P, Cherhan, JR, Flint, AJ, Hannan, L, MacInnis, RJ, Moore, SC, Tobias, GS, Anton-Culver, H, Freeman, LB, Beeson, L, Clipp, SL, English, DR, Folsom, AR, Freedman, M, Giles, G, Hakansson, N, Henderson, K, Hoffman-Bolton, J, Hoppin, JA, Koenig, KL, Lee, IM, Linet, MS, Park, Y, Pocobelli, G, Schatzkin, A, Sesso, H, Weiderpass, E, Willcox, BJ, Wolk, AW, Zeleniuch-Jacquotte, A, Willett, WC & Thun, MJ 2010, "Body-Mass Index and mortality among 1.46 million white adults", New England Journal of Medicine, vol. 363, no. 23, pp. 2211-2219.

Brady, AO, Straight, CR, Schmidt, MD & Evans, EM 2014, "Impact of body mass index on the relationship between muscle quality and physical function in older women", Journal of Nutrition, Health and Aging, vol. 18, no. 4, pp. 378-382.

Bundesministerium für Gesundheit BMG 2012, Gesundheit und Krankheit der älteren Generation in Österreich, Österreichischen Bundesinstitut für Gesundheitswesen, Bundesministerium für Gesundheit, Wien.

Bunout, D, de la Maza, M, Barrera, G, Leiva, L & Hirsch, S 2011, "Association between sarcopenia and mortality in healthy older people", Australasian Journal on Ageing, vol., 30, no. 2, pp. 89-92.

Burton, LA & Sumukadas, D 2010, "Optimal management of sarcopenia", Clinical Interventions in Aging, vol. 7, no. 5, pp. 217-228.

Choi, KM 2013, "Sarcopenia and sarcopenic obesity", Endocrinology and Metabolism, vol. 28, no. 2, pp. 86-89.

Chung, JY, Kang, HT, Lee, DC, Lee, HR & Lee, YJ 2013, "Body composition and its association with cardiometabolic risk factors in the elderly: a focus on sarcopenic obesity", Archives of Gerontology and Geriatrics, vol. 56, no. 1, pp. 270-278.

Cruz-Jentoft, AJ, Baeyens, JP, Bauer, JM, Boirie, Y, Cederhom, T, Landi, F, Martin, FC, Michel, JP, Rolland, Y, Schneider, SM, Topinková, E, Vandewoude, M & Zamboni, M 2010, "Sarcopenia: European consensus on definition and diagnosis. Report of the European Working Group on Sarcopenia in Older People", Age and Ageing, vol. 39, no. 4, pp. 412-423.

Da Silva Alexandre, T, De Oliveira Duarte YA, Ferreira Santos, JL, Wong, R & Lebrao, ML 2014, "Prevalence and associated factors of sarcopenia among elderly in Brazil: Findings from the SABE study", The Journal of Nutrition, Health and Aging, vol. 18, no. 3, pp. 284-290.

Dam, TT, Peters, KW, Fragala, M, Cawthon, PM, Harris, TB, McLean, R, Shardell, M, Alley, DE, Kenny, A, Ferrucci, L, Guralnik, J, Kiel, DP, Kritchevsky, S, Vassileva, MT & Studenski, S 2014, "An evidence-based comparison of operational criteria for the presence of sarcopenia", Journals of Gerontology: Medical Sciences, vol., 69, no. 5, pp. 584-590.

De Groot, CP, Enzi, G, Matthys, C, Moreiras, O, Roszkowski, W & Schroll, M 2002, "Ten-year changes in anthropometric characteristics of elderly europeans", Journal of Nutrition Health and Aging, vol. 6, no. 1, pp. 4-8.

Del Consuela Velazquez Alva, C, Irigoyen Camacho, ME, Delgadillo Velazquez, J & Lazarevich, I 2013, "The relationship between sarcopenia,undernutrition, physical mobility and basic activities of daily living in a group of elderly women of Mexico City", Nutritión Hospitalaria, vol. 28, no. 2, pp. 514-521.

Delmonico, MJ, Harris, TB, Visser, M, Park, SW, Conroy, MB, Velasquez-Mieyer, P, Boudreau, R, Manini, TM, Nevitt, M, Newman, AB & Goodpaster, BH 2009, "Longitudinal study of muscle strength, quality, and adipose tissue infiltration", American Journal of Clinical Nutrition, vol. 90, no. 6, pp. 1579-1585.

Detels, R, Beaglehole, R, Lansang, M & Gulliford, M (eds.) 2009, Oxford Textbook of Public Health, 5th edn, Oxford University Press, Oxford, New York.

Dretakis, OE, Tsatsanis, C, Fyrgadis, A, Drakopoulos, CG, Steriopoulos, K & Margioris, AN 2010, "Correlation between serum 25-hydroxyvitamin D levels and quadriceps muscle strength in elderly cretans", Journal of International Medical Research, vol. 38, no. 5, pp. 1824-1834.

Drey, M 2011, "Sarcopenia – pathophysiology and clinical relevance", Wiener Medizinische Wochenschrift, vol. 161, no. 17-18, pp. 402-408.

Du, Y, Karvellas, CJ, Baracos, V, Williams, DC, Khadaroo, RG & on behalf of the Acute Care and Emergency Surgery (ACES) Group 2014, "Sarcopenia is a predictor of outcomes in very elderly patients undergoing emergency surgery", Surgery, June 11, Epub ahead of print.

Dupuy, C, Lauwers-Cances, V, van Kan, GA, Gillette, S, Schott, AM, Beauchet, O, Annweiler, C, Vellas, B & Rolland, Y 2013, "Dietary vitamin D intake and muscle mass in older women. Results from a cross-sectional analysis of the EPIDOS study", Journal of Nutrition, Health and Aging, vol. 17, no. 2, pp. 119-124.

Elmadfa, I (ed.) 2012, Österreichischer Ernährungsbericht 2012, 1. Auflage, Wien.

Figueiredo, CP, Domiciano, DS, Lopes, JB, Caparbo, VF, Scazufca, M, Bonfa, E & Pereira, RMR 2014, "Prevalence of sarcopenia and associated risk factors by two diagnostic criteria in community-dwelling older men: The Sao Paulo Ageing & Health Study (SPAH)", Osteoporosis International, vol. 25, no. 2, pp. 589-596.

Frontera, WR, Hughes, VA, Fielding, RA, Fiatarone, MA, Evans, WJ & Roubenoff, R 2000, "Aging of skeletal muscle: a 12-yr longitudinal study", Journal of Applied Physiology, vol. 99, no. 4, pp. 1321-1326.

Gallagher, D, Visser, M, Sepulveda, D, Pierson, RN, Harris, T & Heymsfield, SB 1996, "How useful is body mass index for comparison of body fatness across age, sex, and ethnic groups?", American Journal of Epidemiology, vol. 143, no. 3, pp. 228-239.

Gariballa, S & Alessa, A 2013, "Sarcopenia: Prevalence and prognostic significance in hospitalized patients", Clinical Nutrition, vol. 32, no. 5, pp. 772-776.

Geirsdottir, OG, Arnarson, A, Ramel, A, Jonsson, PV & Thorsdottir, I 2013, "Dietary protein intake is associated with lean body mass in community-dwelling older adults", Nutrition Research, vol. 33, no. 8, pp. 608-612.

Goodpaster, BH, Park, SW, Harris, TB, Kritchevsky, SB, Nevitt, M, Schwartz, AV, Simonsick, EM, Tylavsky, FA, Visser, M & Newman, AB 2006, "The loss of skeletal muscle strength, mass, and quality in older adults: the health, aging and body composition study", Journals of Gerontology A, Biol Sci Med Sci, vol. 61, no. 10, pp. 1059-1064.

Hairi, NN, Gumming, RG, Naganathan, V, Handelsman, DJ, Couteur, DGL, Creasey, H, Waite, LM, Seibel, MJ & Sambrook, PN 2010, "Loss of muscle strength, mass (sarcopenia), and quality (specific force) and its relationship with functional limitation and physical disability: The concord health and ageing in men project", The American Geriatrics Society, vol. 58, no. 11, pp. 2055-2062.

Halil, M, Ulger, Z, Varli, M, Döventas, A, Oztürk, GB, Kuyumcu, ME, Yavuz, BB, Yesil, Y, Tufan, F, Cankurtaran, M, Saka, B, Sahin, S, Curgunlu, A, Tekin, N, Akcicek, F, Karan, MA, Atli, T, Beger, T, Erdincler, DS & Ariogul, S 2014, "Sarcopenia assessment project in the nursing homes in Turkey", European Journal of Clinical Nutrition, vol, 68, no. 6, pp. 690-694.

Hedayati, KK & Dittmar, M 2010, "Prevalence of sarcopenia among older community-dwelling people with normal health and Nutritional state", Ecology of Food and Nutrition, vol. 49, no. 2, pp. 110-128.

Houston, DK, Nicklas, BJ, Ding, J, Harris TB, Tylavsky, FA, Newman, AB, Lee, JS, Sahyoun, NR, Visser, M & Kritchevsky, SB 2008, "Dietary protein intake is associated with lean mass change in older, community-dwelling adults: the Health, Aging, and Body Composition Study", American Journal of Clinical Nutrition, vol. 87, no. 1, pp. 150-155.

Houston, DK, Tooze, JA, Neiberg, RH, Hausman, DB, Johnson, MA, Cauley, JA, Bauer, DC, Cawthon, PM, Shea, MK, Schwartz, GG, Williamson, JD, Tylavsky, FA, Visser, M, Simonsick, EM, Harris, TB & Kritchevsky, SB 2012, "25-hydroxyvitamin D status and change in physical performance and strength in older adults: the Health, Aging, and Body Composition Study", American Journal of Epidemiology, vol. 176, no. 11, pp. 1025-1034.

Hughes, VA, Frontera, WR, Wood, M, Evans, WJ, Dallal, GE, Roubenoff, R & Fiatarone, SM 2001, "Longitudinal muscle strength changes in older adults: influence of muscle mass, physical activity, and health", Journals of Gerontology A, Biol Sci Med Sci, vol. 56, no. 5, pp. B209-217.

Hwang, B, Lim, JY, Lee, J, Choi, NK, Ahn, YO & Park, BJ 2012, "Prevalence rate and associated factors of sarcopenic obesity in korean elderly population", Journal of Korean Medical Science, vol. 27, no. 7, pp. 748-755.

International Working Group on Sarcopenia 2011, "Sarcopenia: An undiagnosed condition in older adults. Current consensus definition: Prevalence, etiology, and consequences", Journal of the American Medical Dierectors Association, vol. 12, no. 4, pp. 249-256.

Janssen, I, Heymsfield, SB & Ross, R 2002, „Low relative skeletal muscle mass (sarcopenia) in older persons is associated with functional impairment and physical disability", Journal of the American Geriatrics Society, vol. 50, no. 5, pp. 889-896.

Janssen, I, Shepard, DS, Katzmarzyk, PT & Roubenoff, R 2004, "The healthcare costs of sarcopenia in the United States", Journal of the American Geriatrics Society, vol. 52, no. 1, pp. 80-85.

Kaburagi, T, Hirasawa, R, Yoshino, H, Odaka, Y, Satomi, M, Nakano, M, Fujimoto, E, Kabasawa, K & Sato, K 2011, "Nutritional status is strongly correlated with grip strength and depression in community-living elderly Japanese", Public Health Nutrition, vol. 14, no. 11, pp. 1893-1899.

Kanehisa, H & Fukunaga, T 2013, "Association between body mass index and muscularity in healthy older Japanese women and men", Journal of Physiological Anthropology, vol. 32, no. 1, pp. 4.

Karahalios, A, Simpson, JA, Baglietto, L, MacInnis, RJ, Hodge, AM, Giles, GG & English, DR 2014, "Change in body size and mortality: Results from the Melbourne Collaborative Cohort Study", PLoS One, vol. 9, no. 7, Epub 99672.

Kim, TH, Hwang, HJ & Kim, SH 2014, "Relationship between serum ferritin levels and sarcopenia in korean females aged 60 years and older using the fourth korea national health and nutrition examination survey (KNHANES IV-2, 3), 2008-2009", PLoS One, vol. 9, no. 2, pp.

Kimyagarov, S, Klid, R, Levenkrohn, S, Fleissig, Y, Kopel, B, Arad, M & Adunsky, A 2010, "Body mass index (BMI), body composition and mortality of nursing home elderly residents", Archives of Gerontology and Geriatrics, vol. 51, no. 2, pp. 227-230.

Kondrup, J, Allison, SP, Elia, M, Vellas,B & Plauth, M 2003, "ESPEN Guidelines for Nutrition Screening 2002", Clinical Nutrition, vol. 22, no. 4, pp. 415-421.

Kyle, UG, Schutz, Y, Dupertuis, YM & Pichard, C 2003, "Body composition interpretation. Contributions of the fat-free mass index and the body fat mass index", Nutrition, vol. 19, no. 7-8, pp. 597-604.

Landi, F, Liperoti, R, Russo, A, Giovannini, S, Tosato, M, Capoluongo, E, Bernabei, R & Onder, G 2012, "Sarcopenia as a risk factor for falls in elderly individuals: Results from the ilSIRENTE study", Clinical Nutrition, vol. 31, no. 5, pp. 652-658.

Landi, F, Liperoti, R, Russo, A, Giovannini, S, Tosato, M, Barillaro, C, Capoluongo, E, Bernabei, R & Onder, G 2013, "Association of anorexia with sarcopenia in a community-dwelling elderly population: results from the ilSIRENTE study", European Journal of Nutrition, vol. 52, no. 3, pp. 1261-1268.

Lim, S, Kim, JH, Yoon, JW, Kang, SM, Choi, SH, Park, YJ, Kim, KW, Lim, JY, Park, KS & Jang, HC 2010, "Sarcopenic obesity: Prevalence and association with metabolic syndrome in the Korean Longitudinal Study on Health and Aging (KLoSHA)", Diabetes Care, vol. 33, no. 7, pp. 1652-1654.

Liu, LK, Lee, WJ, Chen, LY, Hwang, AC, Lin, MH, Peng, LN & Chen, LK 2014, "Sarcopenia, and its association with cardiometabolic and functional characteristics in Taiwan: Results from I-Lan longitudinal aging study", Geriatrics and Gerontology International, vol. 14, suppl. 1, pp. 36-45.

Lloyd, BD, Williamson, DA, Singh, NA, Hansen, RD, Diamond, TH, Finnegan, TP, Allen, BJ, Grady, JN, Stavrinos, TM, Smith, EU, Diwan, AD & Singh M 2009, "Recurrent and injurious falls in the year following hip fracture: A prospective study of incidence and risk factors from the sarcopenia and hip fracture study", Journals of Gerontology, A Biol Sci Med Sci, vol. 64A, no. 5, pp. 599-609.

Lohmann, C (ed) 2014, Europäische Prävalenzerhebung April 2014, Medizinische Universität Graz, Institut für Pflegewissenschaft, Graz.

Malafarina, V, Uriz-Otano, F, Iniesta, R & Gil-Guerrero, L 2013, "Effectiveness of nutritional supplementation on muscle mass in treatment of sarcopenia in old age: A systematic review", Journal of the American Directors Association, vol. 14, no. 1, pp. 10-17.

Mathei, C, Van Pottelbergh, G, Vaes, B, Adriaensen, W, Gruson, D & Degryse, JM 2013, "No relation between vitamin D status and physical performance in the oldest old: results from the Belfrail study", Age and Ageing, vol. 42, no. 2, pp. 186-190.

Mijnarends, DM, Meijers, JM, Halfens, RJ, ter Borg, S, Luiking, YC, Verlaan, S, Schoberer, D, Cruz Jentoft, AJ, van Loon, LJ & Schols, JM 2013, "Validity and reliability of tools to measure muscle mass, strength, and physical performance in community-dwelling older people: a systematic review", Journal of the American Medical Directors Association, vol. 14, no. 3, pp. 170-178.

Mohamad, HA, Jr., Suzana, S, Noor Ibrahim, MS & Norshafarina, S 2010, "Relationship between Appetite, Food Intake and Body Composition among Elderly Malays from an Urban Residential Area in Kuala Lumpur, Malaysia", Malaysian Journal of Nutrition, vol. 16, no. 3, pp. 339-348.

Moher, D, Liberati, A, Tetzlaff, J, Altman DG & PRISMA Group 2010, "Preferred reporting items for systematic reviews and meta-analyses: The PRISMA statement", International Journal of Surgery, vol 8, no 5, pp 336-341.

Morley, JE 2012, "Sarcopenia in the elderly", Family Practice, vol. 29, suppl. 1, pp. i44-i48.

Newman, AB, Lee, JS, Visser, M, Goodpaster, BH, Kritchevsky, SB, Tylavsky, FA, Nevitt, M & Harris, TB 2005, "Weight change and the conservation of lean mass in old age: the Health, Aging and Body Composition Study", The American Journal of Clinical Nutrition, vol. 82, no. 4, pp. 872-878.

Queiroz, BM, Coqueiro, RDS, Schettino, L, Pereira, R, Fernandes, MH & Barbosa, AR 2014, "Nutritional status and handgrip strength in elderly living at low human development index community", Medicina (Brazil), vol. 47, no. 1, pp. 36-42.

Rahman, TTA, Farid, H. M., Elkholy, N. M., Mortagy, A. K. 2014, "Prevalence of sarcopenia among nursing home older residents in Cairo, Egypt", Advances in Aging Research, vol. 3, no. 118-123.

Robert Koch-Institut 2009, Gesundheit und Krankheit im Alter, Statistisches Bundesamt; Deutsches Zentrum für Altersfragen; Robert Koch-Institut, Berlin

Rondanelli, M, Guido, D, Opizzi, A, Faliva, MA, Perna, S & Grassi, M 2014,'"A path model of sarcopenia on bone mass loss in elderly subjects", Journal of Nutrition, Health and Aging, vol. 18, no. 1, pp. 15-21.

Rosenberg, IH 1989, "Summary comments", The American Journal of Clinical Nutrition, vol. 50, pp. 1231-1233.

Rossi, AP, Fantin, F, Micciolo, R, Bertocchi, M, Bertassello, P, Zanandrea, V, Zivelonghi, A, Bissoli, L & Zamboni, M 2014 "Identifying sarcopenia in acute care setting patients", Journal of the American Medical Directors Association, vol. 15, no. 4, pp. e7-12.

Schutz, Y & Stanga, Z 2010 "Mangelernährung und Bestimmung des Ernährungszustandes", in Biesalski, HK, Bischoff, SC & Puchstein, C (eds), Ernährungsmedizin. Nach dem neuen Curriculum Ernährungsmedizin der Bundesärztekammer, Georg Thieme Verlag KG, Stuttgart.

Scott, D, Sanders, KM, Aitken, D, Hayes, A, Ebeling, PR & Jones, G 2014, "Sarcopenic obesity and dynapenic obesity: 5-year associations with falls risk in middleaged and older adults", Obesity, vol. 22, no. 6, pp. 1568-1574.

Seo, JA, Cho, H, Eun, CR, Yoo, HJ, Kim, SG, Choi, KM, Baik, SH, Choi, DS, Park, MH, Han, C & Kim, NH 2012, "Association between visceral obesity and sarcopenia and vitamin D deficiency in older Koreans: The Ansan geriatric study", Journal of the American Geriatrics Society, vol. 60, no. 4, pp. 700-706.

Seo, MH, Kim, MK, Park, SE, Rhee, EJ, Park, CY, Lee, WY, Baek, KH, Song, KH, Kang, MI & Oh, KW 2013, "The association between daily calcium intake and sarcopenia in older, non-obese Korean adults: The fourth Korea national health and nutrition examination survey (KNHANES IV) 2009", Endocrine Journal, vol. 60, no. 5, pp. 679-686.

Silva Neto, LS, Karnikowiski, MGO, Tavares, AB & Lima, RM 2012, "Association between sarcopenia, sarcopenic obesity, muscle strength and quality of life variables in elderly women", Brazilian Journal of Physical Therapy, vol. 16, no. 5, pp. 360-367.

Smoliner, C, Sieber, CC & Wirth, R 2014, "Prevalence of sarcopenia in geriatric hospitalized patients", Journal of the American Medical Directors Association, vol. 15, no. 4, pp. 267-272.

Statistik Austria 2007, "Probleme bei funktionalen Tätigkeiten (mit und ohne Hilfsmittel) nach Alter und Geschlecht in Prozent", Bundesanstalt Statistik Austria, Wien, viewed 09 August 2014, http://www.statistik.at/web_de/statistiken/gesundheit/gesundheitszustand/gesundheitliche_beeintraechtigungen/068618.html.

Statistik Austria 2013 (eds), Bevölkerungsstand, Bundesanstalt Statistik Austria, Wien, viewed 09 August 2014, file:///C:/Users/Doris/Downloads/bevoelkerungsstand_2013%20(1).pdf.

Stenholm, S, Harris, TB, Rantanen, T, Visser, M, Kritchevsky, SB & Ferrucci, L 2008, „Sarcopenic obesity – definition, etiology and consequences", Current Opinion in Clinical Nutrition and Metabolic Care, vol. 11, no. 6, pp. 693-700.

Tanimoto, Y, Watanabe, M, Sun, W, Sugiura, Y, Hayashida, I, Kusabiraki, T & Tamaki, J 2014, "Sarcopenia and falls in community-dwelling elderly subjects in japan: Defining sarcopenia according to criteria of the European Working Group on Sarcopenia in older people", Archives of Gerontology and Geriatrics, vol. 59, vo. 2, pp. 295-299.

Tieland, M, Brouwer-Brolsma, EM, Nienaber-Rousseau, C, Van Loon, LJC & De Groot, LCPGM 2013, "Low vitamin D status is associated with reduced muscle mass and impaired physical performance in frail elderly people", European Journal of Clinical Nutrition, vol. 67, no. 10, pp. 1050-1055.

Vandenbroucke JP, von Elm E, Altmann DG, Gotzsche PC, Mulrow CD, Pocock SJ, Poole C, Schlesselman JJ, Egger M & STROBE initiative 2007, "Strengthening the reporting of observational studies in epidemiology (STROBE): explanation and elaboration", Annals of Internal Medicine, vol. 147, no. 8, pp. W163-W194.

Vandewoude MFJ, Alish CJ, Sauer AC & Hegazi RA 2012, "Malnutrition-sarcopenia syndrome: is this the future of nutrition screening and assessment for older adults?", Journal of Aging Research, Sep 13, Epub.

Vetrano, DL, Landi, F, Volpato, S, Corsonello, A, Meloni, E, Bernabei, R & Onder, G. 2014, "Association of Sarcopenia With Short- and Long-term Mortality in Older Adults Admitted to Acute Care Wards: Results From the CRIME Study", Journals of Gerontology, A Biological Sciences and Medical Sciences, Apr 17, Epub ahead of print.

Volpato, S, Bianchi, L, Cherubini, A, Landi, F, Maggio, M, Savino, E, Bandinelli, S, Ceda, GP, Guralnik, JM, Zuliani, G & Ferrucci, L 2014, "Prevalence and clinical correlates of sarcopenia in community-dwelling older people: application of the EWGSOP definition and diagnostic algorithm", The journals of gerontology, Series A, Biological sciences and Medical Sciences ,vol. 69, no. 4, pp. 438-446.

Von Elm, E, Altman, DG, Egger, M, Pocock, SJ, Gotzsche PC & Vandenbroucke, JP for the STROBE Initiative 2014, „The strengthening the reporting of observational studies in epidemiology (STROBE) statement: Guidelines for reporting observational studies", International Journal of Surgery, Jul 18, Epub.

Wham, CA, Teh, RO, Robinson, M & Kerse, NM 2011, "What is associated with nutrition risk in very old age?", Journal of Nutrition, Health and Ageing, vol. 15, no. 4, pp. 247-251.

Wied, S (ed) & Ahrens, R 2012, Pschyrembel Pflege, 3. Auflage, de Gruyter Verlag, Berlin.

Woo, N & Kim, SH 2014, "Sarcopenia influences fall-related injuries in community-dwelling older adults", Geriatric Nursing, vol. 35, no. 4, pp. 279-282.

Wu, CH, Chen, KT, Hou, MT, Chang, YF, Chang, CS, Liu, PY, Wu, SJ, Chiu, CJ, Jou, IM & Chen, CY 2014, "Prevalence and associated factors of sarcopenia and severe sarcopenia in older Taiwanese living in rural community: The Tianliao Old People study 04", Geriatrics and Gerontology International, vol. 14, no. SUPPL.1, pp. 69-75.

Yaxley, A, Miller, MD, Fraser, RJ, Cobiac, L & Crotty, M 2012, "The complexity of treating wasting in ambulatory rehabilitation: Is it starvation, sarcopenia, cachexia or a combination of these conditions?", Asia Pacific Journal of Clinical Nutrition, vol. 21, no. 3, pp. 386-393.

Young, JM & Solomon, MJ 2009, "How to critically appraise an article", Nature Clinical Practice, Gastroenterology & Hepatology, vol. 6, no. 2, pp. 82-91.

Yu, R, Wong, M, Leung, J, Lee, J, Auyeung, TW & Woo, J 2014, "Incidence, reversibility, risk factors and the protective effect of high body mass index against sarcopenia in community-dwelling older Chinese adults", Geriatrics and Gerontology International, vol. 14 Suppl 1, no. 15-28.

Appendix

Appendix 1. Detaillierte Darstellung der Literaturrecherche in den Datenbanken und Suchmaschinen

PubMed/Medline	
Datum	10. Juli 2014
Suchstrategie	((((("Sarcopenia"[Mesh]) OR "Muscle Strength"[Mesh]) OR muscle mass[Title/Abstract])) AND ((((((nutrition*[Title/Abstract]) OR "Nutritional Status"[Mesh]) OR nutritional state[Title/Abstract])) OR ((("Malnutrition"[Mesh]) OR malnourished[Title/Abstract]) OR undernutrition[Title/Abstract])) OR ((("Overnutrition"[Mesh]) OR sarcopenic obesity[Title/Abstract]) OR "Overweight"[Mesh]))) AND (((("Aged"[Mesh]) OR ("Aged, 80 and over"[Mesh])) OR elderly[Title/Abstract]) OR older people[Title/Abstract])
Limits	Zeitraum: die letzten 5 Jahre (2009-2014); Suchbegriffe im Titel oder Abstract
Ergebnisse	Insgesamt 502 Treffer

Cinahl	
Datum	10. Juli 2014
Suchstrategie	AB "sarcopenia" OR AB (MH "Muscle Strength") OR AB "muscle mass" AND AB (MH "Nutritional Status") OR AB nutrition* OR AB "nutritional state" OR AB (MH "Malnutrition") OR AB "malnourished" OR AB "undernutrition" OR AB "overnutrition" OR AB "sarcopenic obesity" OR AB (MH "obesity") AND AB (MH "Aged") OR AB ((MH "Aged, 80 and Over")) OR AB "elderly" OR AB "older people"
Limits	Zeitraum: die letzten 5 Jahre (2009-2014); Suchbegriffe im Abstract
Ergebnisse	Insgesamt 136 Treffer

Cochrane Library via Ovid	
Datum	10. Juli 2014
Suchstrategie	((sarcopenia OR muscle strength OR muscle mass) AND (nutrition* OR nutritional status OR nutritional state OR malnutrition OR malnourished OR undernutrition OR overnutrition OR sarcopenic obesity OR overweight) AND (aged OR elderly OR older people)).mp. [mp=ti, ot, ab, tx, kw, ct, sh, hw]
Limits	Zeitraum: die letzten 5 Jahre (2009-2014)
Ergebnisse	Insgesamt 137 Treffer

Embase via Ovid	
Datum	10. Juli 2014
Suchstrategie	((sarcopenia/ OR muscle strength/ OR muscle mass/) AND (nutrition* OR nutritional status/ OR nutritional state OR malnutrition/ OR malnourished OR undernutrition OR overnutrition/ OR sarcopenic obesity OR overweight) AND (aged/ OR elderly OR older people)).mp. [mp=ti, ot, ab, tx, kw, ct, sh, hw]

Limits	Zeitraum: die letzten 5 Jahre (2009-2014)
Ergebnisse	Insgesamt 583 Treffer

Pascal via Ovid	
Datum	10. Juli 2014
Suchstrategie	((sarcopenia OR muscle strength OR muscle mass) AND (nutrition* OR nutritional status OR nutritional state OR malnutrition OR malnourished OR undernutrition OR overnutrition OR sarcopenic obesity OR overweight) AND (aged OR elderly OR older people))
Limits	Zeitraum: die letzten 5 Jahre (2009-2014)
Ergebnisse	Insgesamt 161 Treffer

google scholar	
Datum	10. Juli 2014
Suchstrategie	Sarcopenia
Limits	Zeitraum: die letzten 5 Jahre (2009-2014)
Ergebnisse	Durchsicht der ersten 10 Seiten mit jeweils 10 Treffern

dogpile	
Datum	10. Juli 2014
Suchstrategie	Sarcopenia
Limits	keine
Ergebnisse	Durchsicht der ersten 10 Seiten mit jeweils 10 Treffern

Metacrawler	
Datum	10. Juli 2014
Suchstrategie	Sarcopenia/Sarkopenie
Limits	keine
Ergebnisse	11 Treffer

Appendix 2. STROBE-Checkliste zur Bewertung der Studien

Item Nummer	Item	Erfüll-ung	Beschreibung
1	Titel und Abstract		(a) Ist das Studiendesign im Titel oder Abstract erkenntlich? (b) Ist der Abstract eine aussagekräftige und ausgewogene Zusammenfassung dessen, was in der Studie gemacht wurde und welche Ergebnisse es gibt?
Einleitung			
2	Hintergrund/ Relevanz		Sind der wissenschaftliche Hintergrund und die Relevanz/Begründung angegeben und nachvollziehbar?
3	Zielsetzungen		Sind alle spezifischen Zielsetzungen einschließlich der (vorab festgelegten) Hypothesen angegeben?
Methoden			
4	Studiendesign		Sind die wichtigsten Elemente des Studiendesigns beschrieben? Passend?
5	Rahmen		Ist das Setting beschrieben? Sind relevante zeitliche Angaben vorhanden (Zeitraum der Rekrutierung, der Exposition, der Datensammlung, der Nachbeobachtung)?
6	Studienteilnehmer		Sind die Einschlusskriterien, die Herkunft der Teilnehmer sowie die Methoden ihrer Auswahl angegeben? Bei Kohortenstudien zusätzlich die Methoden der Nachbeobachtung? Wenn Matching (Paarbildung) verwendet, sind die Matchingkriterien angegeben und die Anzahl der Kontrollen pro Fall?
7	Variablen		Sind alle Zielgrößen, Expositionen, Prädiktoren, mögliche Confounder und Effektmodifikatoren definiert? Sind gegebenenfalls Diagnosekriterien angegeben?
8	Datenquellen/Messmethoden		Sind für jede wichtige Variable die Datenquellen und die verwendeten Bewertungs- bzw. Messmethoden angegeben? Bei mehr als einer Gruppe: Ist die Vergleichbarkeit der Messmethoden beschrieben?
9	Bias		Ist beschrieben, was unternommen wurde, um möglichen Ursachen von Bias zu begegnen?
10	Studiengröße		Ist die Ermittlung der Studiengröße beschrieben? Ist diese adäquat?
11	Quantitative Variablen		Ist beschrieben, wie in den Auswertungen mit quantitativen Variablen umgegangen wurde? Wenn nötig, wie Kategorien (Gruppierungen) gebildet wurden und warum?
12	Statistische Methoden		(a) Sind alle statistischen Methoden, einschließlich der Methoden, die für die Kontrolle von Confounding verwendet wurden, beschrieben? (b) Werden die Verfahren, mit denen Subgruppen und Interaktionen untersucht wurden, beschrieben? (c) Wird erklärt, wie mit fehlenden Daten umgegangen wird? (d) *Kohortenstudie* – Wird erwähnt, wie mit loss to follow up umgegangen wird? *Fallkontrollstudie* – Wie wurde das Matching (Paarbildung) von Fällen und Kontrollen bei der Auswertung berücksichtigt? *Querschnittsstudie* – Sind Auswertungsmethoden, die die gewählte Strategie zur Stichprobenauswahl (Sampling strategy) berücksichtigen, angegeben? (e) Ist eine Sensitivitätsanalyse beschrieben?
Ergebnisse			

13	Teilnehmer		(a) Sind die Anzahl der Teilnehmer während jeder Studienphase angegeben? (Anzahl der Teilnehmer, die potenziell geeignet waren, die tatsächlich an der Studie teilgenommen haben, deren Nachbeobachtung abgeschlossen wurde...) (b) Sind die Gründe für eine Nicht-Teilnahme in jeder Studienphase angegeben? (c) Evt. Flussdiagramm?
14	Deskriptive Daten		(a) Sind die Charakteristika der Studienteilnehmer (z. B. demographische, klinische und soziale Merkmale) sowie Expositionen und mögliche Confounder beschrieben? (b) Ist für jede Variable die Anzahl der Teilnehmer mit fehlenden Daten angegeben? (c) Wenn Nachbeobachtung, ist der Nachbeobachtungszeitraum zusammengefasst (z. B. Mittelwert und Gesamtzeitraum)
15	Ergebnisdaten		Werden die Outcomes oder statistischen Maßzahlen berichtet (z.B. Mittelwert und Standardabweichung)?
16	Hauptergebnisse		(a) Sind die unadjustierten Schätzwerte angegeben? Wenn adjustiert, für welche Confounder und warum? (b) Wenn stetige Variablen kategorisiert wurden, sind die oberen und unteren Grenzwerte der einzelnen Kategorien angegeben? (c) Wenn relevant, sind für aussagekräftige Zeiträume Schätzwerte relativer Risiken auch als absolute Risiken ausgedrückt?
17	Weitere Auswertungen		Wird über weitere vorgenommene Auswertungen berichtet, z. B. die Analyse von Subgruppen und Wechselwirkungen (Interaktionen) sowie Sensitivitätsanalysen?
Diskussion			
18	Hauptergebnisse		Sind die wichtigsten Ergebnisse in Hinsicht auf die Studienziele zusammen gefasst?
19	Einschränkungen		Werden die Einschränkungen der Studie und mögliche Bias diskutiert?
20	Interpretation		Gibt es eine vorsichtige übergreifende Interpretation der Resultate (unter Berücksichtigung der Ziele und Einschränkungen der Studie und der Ergebnisse anderer Studien)?
21	Übertragbarkeit		Wird die Übertragbarkeit (externe Validität) der Studienergebnisse diskutiert?
22	Finanzierung		Wird angegeben, wie die vorliegende Studie finanziert wurde? Haben die Geldgeber eine Rolle gespielt?

Appendix 3. Zusammenfassung der Treffer der Literaturrecherche

Datenbank/Suchmaschine/ Handsuche	Treffer	Duplikate	Titel- und Abstract screening	Volltext screening	Überprüfung der methodologischen Qualität	Eingeschlossene Volltexte für die Ergebnisdarstellung
Pubmed/Medline	502					
Embase via Ovid	583					
Cinahl	134					
Cochrane Library via Ovid	137	498	1230	64	42	33
Pascal via Ovid	161					
Metacrawler	11					
Google Scholar	100					
Dogpile	100					
Handsuche	-		-	6		

Appendix 4. Bewertung der eingeschlossenen Studien mittels STROBE-Checkliste (n = 42)

STROBE Items	1	2	3	4	5	6	7	8	9	10	11	12	13	14	15	16	17	18	19	20	21	22	Gesamt +	Gesamt +/-	Gesamt -	Gesamtpunkte
Abe et al. 2014	+	+	+	+/-	+	+/-	+	+	-	+/-	+	-	+	+	+	+/-	+/-	+	-	+/-	+	-	12	6	4	15
Alexandre et al. 2014	+	+	+	+/-	+	+/-	+	+	-	+/-	+	+	+	+	+	+	+/-	+	+	+	+	+	17	4	1	19
Annweiler et al. 2010	+	+	+	+/-	+	+	+/-	+/-	-	+/-	+	+	+	+/-	+	+	+/-	+	+/-	+/-	+/-	+	14	7	1	17,5
Asp et al. 2012	+	+/-	+	-	-	+/-	+	+	-	+/-	+	+	+	+	+	+	+	+	+/-	+	+/-	+	14	5	3	16,5
*Bahat et al. 2010	+	+/-	+	-	+/-	+/-	+	+/-	-	+/-	+/-	+	+	+	+/-	+/-	+/-	+	+/-	+	-	-	8	9	5	12,5
Bahat et al. 2013	+	+	+	+/-	+/-	+/-	+/-	+	-	+/-	+/-	+/-	+/-	+	+	+/-	+/-	+	+	+	+/-	+	10	11	1	15,5
*Benton et al. 2010	+	+	+	+/-	+/-	-	+/-	+	-	-	+/-	+/-	-	+/-	+/-	+/-	-	+	+	-	+/-	-	6	9	7	10,5
Brady et al. 2014	+	+	+	+	+/-	+	+/-	+	-	+	+/-	+/-	+	+	+	+/-	-	+	+	+	+	-	12	5	5	14,5
Chung et al. 2013	+	+	+/-	+	+	+/-	+/-	+	-	+/-	+	+	+	+	+	+	-	+	+	+	+/-	+	16	4	2	18
*del Consuela Velazquez Alva et al. 2013	+	+/-	+		+/-	+/-	+/-	+/-	-	-	+/-	+/-	+			+/-		+		+/-	+/-	-	8	10	4	13
Delmonico et al. 2009	+	+	+	+	+	+	+	+	+/-	+/-	+	+	+	+/-	+	+	+/-	+	+	+	+	-	17	4	1	19
Dretakis et al. 2010	+/-	+	+	+/-	+	+/-	+/-	+/-	-	-	+	+	+	+/-	+/-	+	+/-	+	+	+	-	+	11	7	4	14,5
Dupuy et al. 2013	+	+	+	+/-	+	+	+	+	-	+/-	+/-	+	+	+	+	+	+/-	+	+	+	+/-	-	15	5	2	17,5
Figueiredo et al. 2014	+	+	+	+/-	+	+/-	+/-	+	-	+/-	+/-	+	+	+	+/-	+	-	+	+/-	+	+/-	+	14	6	2	17
Gariballa et al. 2013	+	+	+	+/-	+/-	+/-	+	+/-	-	+/-	+	+	+	+	+/-	+	-	+	+/-	+	+/-	+	12	8	2	16

Study	1	2	3	4	5	6	7	8	9	10	11	12	13	14	15	16	17	18	19	20	21	22	+	+/-	-	Score
Geirsdottir et al. 2013	+/-	+	+	+/-	+	+	+/-	+	-	+/-	+	+	+	+/-	+/-	+/-	-	+/-	+	+	+	+	11	9	2	15,5
Halil et al. 2014	+	+/-	+	+/-	+	+/-	+	+	-	+/-	+	+	+	+/-	+	+/-	-	+/-	+	+	+/-	-	9	10	3	14
*Hedayati et al. 2010	+/-	+/-	+	+	+/-	+	+/-	+/-	-	+/-	+	+/-	+	+/-	+/-	+/-	-	+/-	+/-	+/-	+	-	7	10	5	12
Houston et al. 2012	+	+	+	+	+/-	+/-	+/-	+/-	+/-	+	+	+	+/-	+	+	+/-	+/-	+/-	+	+	+	+	17	5	0	19,5
Hwang et al. 2012	+	+	+	+	+	+	+	+	-	+	+	+	+/-	+	+	+/-	-	+/-	+	+	+	-	15	5	2	17,5
Kaburagi et al. 2011	+/-	+	+	+	+	+	+	+	+/-	+/-	+/-	+	+	+/-	+/-	+/-	-	+/-	+	+	+/-	+	10	9	3	14,5
*Kanehisa et al. 2013	+/-	+	+/-	+/-	+/-	+/-	+/-	+/-	-	+/-	+/-	+/-	+/-	+	+/-	+/-	-	+/-	+/-	+/-	+/-	+/-	5	12	5	11
Kim et al. 2014	+	+	+	-	+	+	+	+/-	-	+	+	+/-	+/-	+/-	+	+	-	+/-	+	+/-	+	+	15	5	2	17,5
*Kimyagarov et al. 2009	+/-	+	+	+	+	+/-	+	+/-	+/-	+	+	+/-	+	+	+	+/-	+/-	-	+	+/-	+	-	8	8	6	12
Landi et al. 2012	+/-	+	+	+/-	+	+	+/-	+	-	+	+	+	+	+	+	+/-	-	+/-	+	+	+	-	15	5	2	17,5
Landi et al. 2013	+	+	+	+	+	+	+	+	-	+	+	+	+	+	+	+	-	+/-	+	+	+	-	18	2	2	19
*Lim et al. 2010	+	+/-	+/-	+/-	+/-	+	+	+/-	+	+/-	+	+/-	+	+	+	+/-	-	+/-	+	+	+	+/-	8	11	3	13,5
Mathei et al. 2013	+	+	+	+	+	+	+	+	-	+	+	+	+	+/-	+/-	+/-	-	+/-	+	+	+	+	17	3	2	18,5
Mohamad et al. 2010	+/-	+	+	+/-	+	+	+	+	-	+/-	+	+	+	+	+	+/-	-	+/-	+	+	+/-	-	12	6	4	15
Queiroz et al. 2014	+	+	+/-	+	+/-	+/-	+	+/-	-	+/-	+	+/-	+	+	+	+/-	-	+/-	+	+/-	+/-	+	9	10	3	14
*Rahman et al. 2014	+	+/-	+	+	+	+/-	+	+/-	-	+/-	+	+/-	+/-	+	+	+/-	-	+/-	+/-	+/-	+/-	-	8	9	5	12,5
Rondanelli et al. 2014	+/-	+/-	+	+	+	+/-	+	+	-	+/-	+	+	+	+	+	+/-	-	+/-	+	+/-	+	+/-	14	4	4	16
Seo et al. 2012	+	+	+	+	+	+	+	+	+/-	+	+	+	+	+	+	+/-	-	+/-	+	+	+	+/-	17	3	2	18,5

Studie																							+	+/-	–	Punkte
Seo et al. 2013	+	+	+	+	+	+	+	+	+	–	+/-	+	+/-	+	+/-	+	+	+	+/-	+	+	–	17	3	2	18,5
*Silva Neto et al. 2012	+/-	+/-	+	+	+/-	+	+	+/-	–	–	+	+	+	+	+/-	+/-	+/-	–	+	+	+/-	–	8	10	4	13
Smoliner et al. 2014	+	+	+/-	+	+	+	+	+	+	+	+/-	+	+	+/-	+/-	+	+	+	+	+	+/-	–	17	3	2	18,5
Tieland et al. 2013	+	+	+	+	+	+	+	+	–	+/-	+	+	+	+/-	+/-	+	+	+	+/-	+	+	–	16	3	3	17,5
Volpato et al. 2014	+	+	+	+	+	+	+/-	+	–	–	+/-	+	+/-	+/-	+/-	+	+	+	+/-	+	+/-	+	12	8	2	16
Wham et al. 2011	+/-	+/-	+	+/-	+	+/-	+	+/-	+/-	–	+/-	+/-	+/-	+/-	+/-	+	+	+	+	+	+	–	12	7	3	15,5
Wu et al. 2014	+	+	+	+/-	+	+	+	+	+	–	+/-	+/-	+/-	+/-	+/-	+	+	+	+	+	+	+	17	3	2	18,5
Yaxdey et al. 2012	+/-	+/-	+	+	+	+	+	+	–	–	+	+	+/-	+/-	+/-	+	+	+	+	–	–	+	16	3	3	17,5
Yu et al. 2014	+	+	+	+	+	+	+	+/-	–	+/-	+/-	+/-	+/-	+	+/-	+	+	+	+	+	+	–	13	6	3	16

Bewertung mit + (erfüllt), Bewertung mit +/- (teilweise erfüllt), Bewertung mit – (nicht erfüllt)

* ausgeschlossene Studien aufgrund geringer Punktzahl in der Bewertung mit der STROBE-Checkliste

Appendix 5. Verwendete Instrumente zur Erkennung der Sarkopenie

ErstautorIn & Jahr	Messmethode zur Erkennung der Sarkopenie
Abe et al. 2014	Muskelmasse (Ultraschall)
Alexandre et al. 2014	EWGSOP: Muskelmasse (Formel nach Lee mit Größe und Gewicht), Muskelkraft (Handkraft), Körperliche Performance (SPPB und Ganggeschwindigkeit)
Annweiler et al. 2010	Muskelkraft (Quadrizeps-Kraft), Körperliche Performance (Ganggeschwindigkeit)
Asp et al. 2012	Muskelmasse (Oberarmumfang, Trizepshautfaltendicke, Wadenumfang), Muskelkraft (Handkraft)
Bahat et al. 2013	Muskelmasse (Wadenumfang)
Brady et al. 2014	Muskelmasse (DEXA), Muskelkraft/Qualität (Beinstrecker)
Chung et al. 2013	Muskelmasse (DEXA)
Delmonico et al. 2009	Muskelmasse (DEXA, CT), Muskelkraft (Beinpresse)
Dretakis et al. 2010	Muskelkraft (Quadrizeps-Kraft)
Dupuy et al. 2013	Muskelmasse (DEXA), Körperliche Performance (Ganggeschwindigkeit)
Figueiredo et al. 2014	Muskelmasse (DEXA)
Gariballa et al. 2013	Muskelmasse (Oberarmumfang), Muskelkraft (Handkraft)
Geirsdottir et al. 2013	Muskelmasse (DEXA), Körperliche Performance (TUG)
Halil et al. 2014	Muskelmasse (Wadenumfang), Muskelkraft (Handkraft), Körperliche Performance (Get up and go test)
Houston et al. 2012	Muskelkraft (Beinpresse, Handkraft), Körperliche Performance (SPPB, Ganggeschwindigkeit)
Hwang et al. 2012	Muskelmasse (DEXA)
Kaburagi et al. 2011	Muskelkraft (Handkraft), Körperliche Performance (Ganggeschwindigkeit)
Kim et al. 2014	Muskelmasse (DEXA)
Landi et al. 2012	EWGSOP: Muskelmasse (BIA), Muskelkraft (Handkraft), Körperliche Performance (Ganggeschwindigkeit)
Landi et al. 2013	EWGSOP: Muskelmasse (Oberarmumfang), Muskelkraft (Handkraft), Körperliche Performance (Ganggeschwindigkeit)
Mathei et al. 2013	Muskelkraft (Handkraft), Körperliche Performance (LASA Physical Activity Questionnaire)
Mohamad et al. 2010	Muskelmasse (BIA), Muskelkraft (Handkraft)
Queiroz et al. 2014	Muskelkraft (Handkraft)
Rondanelli et al. 2014	Muskelmasse (DEXA), Muskelkraft (Handkraft)
Seo et al. 2012	Muskelmasse (DEXA)
Seo et al. 2013	Muskelmasse (DEXA)
Smoliner et al. 2014	EWGSOP: Muskelmasse (BIA), Muskelkraft (Handkraft), Körperliche Performance (SPPB)
Tieland et al. 2013	Nicht nach EWGSOP, jedoch alle Komponenten erfasst: Muskelmasse (DEXA), Muskelkraft (Handkraft und Beinpresse), Körperliche Performance (SPPB)
Volpato et al. 2014	EWGSOP: Muskelmasse (BIA), Muskelkraft (Handkraft), Körperliche Performance (Ganggeschwindigkeit)
Wham et al. 2011	Muskelmasse (BIA), Muskelkraft (Handkraft)

Wu et al. 2014	EWGSOP: Muskelmasse (BIA), Muskelkraft (Handkraft), Körperliche Performance (Ganggeschwindigkeit)
Yaxley et al. 2012	Muskelmasse (BIA), Muskelkraft (Quadrizeps-Kraft)
Yu et al. 2014	EWGSOP: Muskelmasse (DEXA), Muskelkraft (Handkraft), Körperliche Performance (Ganggeschwindigkeit)

Printed in the United States
By Bookmasters